Manfred Grosser
Helmut Müller

POWER
STRETCH

W0189646

Manfred Grosser · Helmut Müller

POWER STRETCH

DAS NEUE MUSKELTRAINING

Unter Mitarbeit
von Rainer Griebl

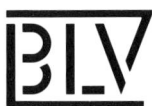

Prof. Dr. Manfred Grosser, geb. 1938, Professor für Trainingswissenschaft und Bewegungslehre an der Technischen Universität München. Ehemaliger Leistungssportler (100 m in 10,5 Sekunden) und langjähriger Leichtathletiktrainer. Seit 1977 nebenamtlicher Dozent an der Trainerakademie Köln. Veröffentlichte bislang 16 Bücher zur Sportwissenschaft und Trainingspraxis (u. a. im BLV Verlag: Konditionstraining, Konditionstests, Techniktraining, Krafttraining, Richtig Muskeltraining, Leistungssteuerung in Training und Wettkampf, Die sportliche Bewegung). Lieblingssport: Golf.

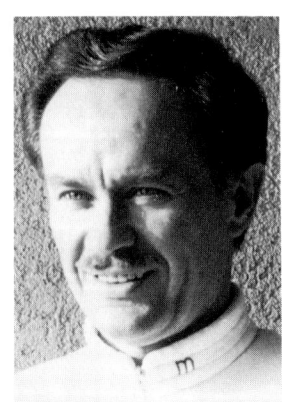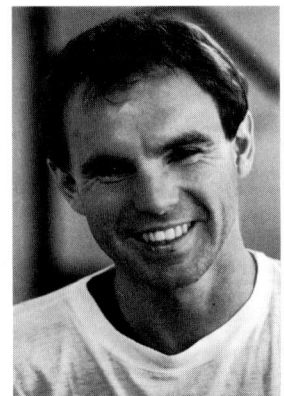

Helmut Müller, geb. 1959, ist Sportphysiotherapeut des DSB mit eigener Praxis in Würzburg und Dozent für Bewegungstherapie an der Universität Würzburg. Als Bundesstützpunkttherapeut des Deutschen Ruderverbandes betreut er seit Jahren Spitzenathleten auch in der Rehabilitation. Er entwickelte außerdem selbst besondere funktionelle Trainingsgeräte. Im Zusammenhang mit der Erprobung der menschlichen Leistungsfähigkeit erreichte er im Eigenversuch einen »Weltrekord« im einarmigen Liegestütz mit 2002 Wiederholungen.

CIP-Titelaufnahme der Deutschen Bibliothek
Power stretch:
das neue Muskeltraining / Manfred Grosser; Helmut Müller. - München; Wien; Zürich: BLV, 1990
    ISBN 3-405-14035-8
NE: Grosser, Manfred [Mitverf.]; Müller, Helmut [Mitverf.]

BLV Verlagsgesellschaft mbH
München Wien Zürich
8000 München 40

Wir danken dem Schwimmverein 05 Würzburg für sachliche und personelle Unterstützung und die Bereitstellung seines Fitneß-Studios. Die große Erfahrung und Mitarbeit des Leiters des Fitneß-Studios, Rainer Griebl (Weltmeister im Power-Lifting der Master-Kategorie 1989), waren uns eine wertvolle Hilfe.

Satz: Filmsatz Schröter GmbH, München
Druck und Bindung:
Freiburger Graphische Betriebe
Printed in Germany · ISBN 3-405-14035-8

Bildnachweis
Alle Fotos Manfred Grosser
Grafiken: Reinhold Müller (Gräfendorf)
Umschlaggestaltung:
F & H Werbeagentur, München
Titelfoto: ARTSPECRTUM
Rückseitenfotos: Manfred Grosser
Layout: Verlagsservice Dr. Helmut Neuberger und Karl Schaumann GmbH, Heimstetten

Papier: BVS* matt, holzfrei mattgestrichen Bilderdruck 115 g/qm, Papierfabrik Scheufelen D - 7318 Lenningen 1

Inhaltsverzeichnis

Vorwort

Dieses Buch wendet sich an alle,
- die entweder einen harmonischen Körper oder
- eine hervorragend ausgebildete Muskulatur anstreben oder
- für eine bestimmte Sportdisziplin eine notwendige Muskelgrundlage bzw. eine hochspezialisierte Kraft benötigen oder
- die, ganz gleich welchen Alters, einfach »nur« gesund sein und sich wohlfühlen wollen.

Power-Stretch – das ist das neue Muskeltraining. Neu, weil es erstmals nicht nur ein »stures« und so gesehen meist auch falsches Krafttraining ist, sondern eine nach modernsten wissenschaftlichen Erkenntnissen und praktischen Erfahrungen komplexe funktionelle Muskelausbildung beinhaltet.
In diesem Buch werden
- in anschaulicher Form die neuesten *biologischen Grundlagen* eines richtigen Muskeltrainings dargestellt,
- eine *große Auswahl an Kraft- und Dehnungsübungen* nach funktionell-anatomischen und sporttherapeutischen Gesichtspunkten geboten und
- »rezeptbuchartige« *Trainingsprogramme* für Fitneß-Sportler, Kinder, älterwerdende Menschen, Nachwuchs- und Hochleistungssportler (einschließlich Bodybuilder) aufgeführt.

Und noch ein Hinweis: Wenn Sie sich nicht für theoretische Grundlagen eines Muskeltrainings interessieren, dann schlagen Sie nur das für Ihre Altersstufe bzw. Leistungsfähigkeit angegebene Programm (ab S. 112) auf und schauen Sie sich die zu den Übungen gehörenden Bilder und Beschreibungen an – und trainieren Sie sich fit!
Wollen Sie jedoch auch über die Strukturen und Funktionen Ihrer Muskeln etwas erfahren, dann finden Sie am Anfang dieses Buches alles Wissenswerte dazu.
Viel Spaß beim Lesen, Üben und Trainieren!

Prof. Dr. Manfred Grosser
Helmut Müller

Was ist Power-Stretch?

Der Mensch (und auch das Tier) besitzt die Fähigkeit, sich mittels seiner Muskeln, die vom Zentralnervensystem gesteuert werden, willentlich zu bewegen.

Für außergewöhnliche (sportliche) Bewegungen oder auch nur, um sich die Bewegungsfähigkeit zu erhalten, muß die Muskulatur richtig trainiert werden. Wie soll aber solch ein Training gestaltet sein, damit es zu einer ausgewogenen und z. T. auch höchstmöglichen Leistungsfähigkeit der Muskulatur kommen kann?

Da der Mensch hinsichtlich der körperlichen Gesundheit und motorischer Leistungsfähigkeit nur über *ein komplexes funktionales System* verfügt und es auch nach neuesten wissenschaftlichen Erkenntnissen (vgl. WERCHOSCHANSKI 1988) keine einzelnen, isolierten Fähigkeiten wie z. B. »reine Kraft« oder »reine Schnelligkeit« geben kann, darf ein Muskeltraining nicht nur einseitig aus Kraftübungen bestehen.

Ein richtiges Muskeltraining muß sich vielmehr aus einer Kombination von Dehnungs- und Kraftübungen zusammensetzen, ja sogar als Ergänzungen noch Ausdauerübungen mit hinzunehmen. Und diese muskelphysiologisch begründbare (vgl. S. 9–21) optimale Kombination nennen wir Power-Stretch.

Power-Stretch als richtiges Muskeltraining ist folglich:
Dehnung + Kräftigung + Ausdauer.

Das heißt im einzelnen für die Praxis:
Dehnung: Stretching-Übungen zur Verbesserung der Muskelelastizität, des Energieaustausches und verschiedener neuronaler Hemmungsprozesse (vgl. S. 33–37).

Kräftigung: Kraftübungen zur Stabilisierung verschiedener Körperpartien und zum Ausgleich muskulärer Dysbalancen, zur Muskelquerschnittsvergrößerung (Hypertrophie), zur Verbesserung der intra- und intermuskulären Koordination, zur Erhöhung der reaktiven Spannungsfähigkeit und der Kontraktionsgeschwindigkeit (vgl. S. 22–32).

Ausdauer: Ausdauerübungen zur Verbesserung der allgemeinen und lokalen Energieversorgungsbedingungen (vgl. S. 12–13).

10 Thesen zum richtigen Muskeltraining

1 Power-Stretch (also Kraft- und Dehnungsübungen) kann *von jedem* durchgeführt werden:
● von Kindern ab ca. 8 Jahren und Jugendlichen,
● von Erwachsenen und älteren Menschen,
● von Anfängern und Fortgeschrittenen,
● von Spitzenathleten,
● von Fitneß- und Gesundheitssportlern,
● von solchen, die »herrliche« Muskeln (Bodybuilder) oder eine gute Figur haben wollen, und
● es kann zur Wiedergewinnung von Muskeln und Kraft nach Verletzungen (Rehabilitation) oder einfach nur zum Wohlbefinden angewendet werden.

2 Power-Stretch beginnt mit einem *richtigen Aufwärmen:* vorwiegend durch

Kreislaufmobilisierung, Stretching, Lockerungsübungen, Koordinationsübungen und z. T. leichteren Kraftübungen (vgl. S. 38–44).

3 Während eines Übungs- bzw. Trainingsprogrammes kommt es durch Kraftübungen zu starken Muskelkontraktionen. Diese hinterlassen sog. *Kontraktionsrückstände* in der Muskulatur (vgl. Ausführungen zu den sog. Sarkomeren, S. 35–36), die auf Dauer unreparable (irreversible) Schäden am Muskel- und auch Sehnengewebe hervorrufen (vor allem Muskelverkürzungen, Verletzungen) und zu sog. *muskulären Dysbalancen* führen (Näheres vgl. S. 17–18). Durch gezielte Dehnungsübungen können die Muskelverkürzungen und die sich daraus ergebenden negativen Folgen vermieden werden.

4 Deshalb sollte *während eines Krafttrainings* vor und zwischen den einzelnen Sätzen (vgl. S. 35–36) die beanspruchte Muskulatur leicht und vorsichtig mehrere Sekunden gedehnt werden.

5 Außerdem muß insbesondere *nach einem Krafttraining* eine mehrminütige gezielte, gut dosierte Dehnung der Hauptmuskelgruppen des Körpers erfolgen. Dieses *Abwärmen* verkürzt zudem die Regenerationszeit (gegenüber Nichtabwärmen) um einige Stunden (vgl. S. 45).

6 *Kinder, Jugendliche, erwachsene Anfänger, Gesundheits- und Fitneß-Sportler* sollen alle wichtigen Muskelgruppen des Körpers in einem ausgewogenen Verhältnis zueinander trainieren. D. h. im einzelnen:
- Jedes Power-Stretch-Programm muß sowohl Funktions- (z. B. Beine, Arme) als auch Haltemuskeln (z. B. Rumpf, Nacken) berücksichtigen.
- Es muß Übungen zur Belastung der Agonisten/Synergisten (z. B. Rumpfstreckmuskulatur) und ihrer Antagonisten (z. B. Rumpfbeugemuskulatur) enthalten.
- Durch diese Vielseitigkeit ist gewährleistet, daß eine solide muskuläre Basis und gleichzeitig eine Stärkung des beteiligten Binde- und Stützgewebes für Gesundheit und Hochleistungssport erreicht werden.

7 *Spitzenathleten* können sich nur auf solch einer Basis entwickeln und nur so die von ihnen geforderten spezifischen, periodisch konzentrierten hohen muskulären Beanspruchungen »verkraften« (vgl. S. 120–121).

8 Power-Stretch-Training unterliegt dem *Prinzip der optimalen Relation von Belastung und Erholung* (vgl. S. 45).

9 Außerdem muß Power-Stretch-Training *progressiv* und *variierend* gestaltet werden und orientiert sich nach dem *Prinzip der Periodisierung* (vgl. S. 45–47).

10 Beim Power-Stretch-Training unterscheidet man folgende *Trainingsziele:*

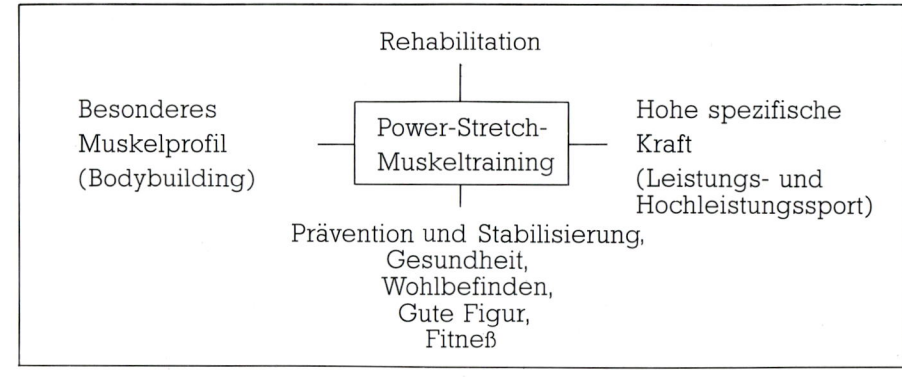

Abb. 1

Trainingsziele von Power-Stretch

Wirkungen von Power-Stretch

Im folgenden stellen wir in vereinfachter Form muskelphysiologische Bedingungen und Zusammenhänge dar, um die Wirkungen eines Power-Stretch-Trainings besser verständlich machen zu können. Dabei gehen wir auch auf Gesundheitsaspekte und den für jeden Menschen – und natürlich für alle Sportler – so wichtigen (aber meist vernachlässigten) Ausgleich muskulärer Dysbalancen ein. Besonderheiten biologischer Entwicklungen und Anpassungen bei Kindern, Jugendlichen, älterwerdenden Menschen und Spitzenathleten in Zusammenhang mit Power-Stretch-Training runden dieses Kapitel ab.

Biologisches zur muskulären Anpassung

Unter muskulärer Anpassung versteht man einen biologischen Vorgang, bei dem sich durch Kraft- und Dehnungsübungen (die eine bestimmte Reizstärke haben müssen, vgl. S. 24 ff.) zentralnervöse, morphologische und stoffwechselbedingte (energetische) Umstellungen im und mit dem Muskel auf ein höheres Leistungsniveau ergeben.
Da es sich beim Power-Stretch um ein Muskeltraining handelt, beginnen wir mit einer kurzen Betrachtung des menschlichen Skelettmuskels.

Zur Muskelstruktur

Der menschliche Skelettmuskel besteht aus vielen Faserbündeln, diese aus Fasern, diese wiederum aus sog. Myofibrillen und diese schließlich aus sog. Sarkomeren (vgl. Abb. 2, S. 10). Letztere sind ca. ein 2000stel mm lang. Beispielsweise baut sich der menschliche Bizepsmuskel aus etwa 10 Milliarden Sarkomeren auf. Die makromolekularen Einheiten des Sarkomers bilden die dicken und dünnen Filamente; sie bestehen aus Eiweißen.

Die Muskelkontraktion selbst kommt durch eine Brückenbildung zwischen Eiweißmolekülen (Myosin und Actin) aufgrund der Freisetzung von Calcium-Ionen und der Spaltung des in der Muskelzelle vorhandenen Energiedepots ATP (Adenosintriphosphat) zustande. Das ATP ist auch dafür verantwortlich, daß die Brückenbildung wieder aufgehoben wird und der Muskel sich wieder entspannt. Wenn also in einem Muskel die ATP-Konzentration nach Drosselung der Energiezufuhr absinkt (z. B. im stark ermüdeten Zustand), so kann sich der Muskel nicht entspannen, er bleibt »hart« (z. B. im Extremfall beim Muskelkrampf oder nach dem Tode). Das ATP hat folglich zum einen die Aufgabe der Energielieferung und zum anderen die eines »Weichmachers«.

Der Vorgang der Muskelkontraktion geht zunächst von einer zentralnervösen Erregung im Gehirn über die sog. Neurone bzw. Motoneurone aus und führt in die motorische Endplatte an der Muskulatur und von hieraus in die Muskelfasern. Morphologisch nennt man diese angesprochenen Teile eine *motorische Einheit.*
Jeder Muskel kann sich nach einem nervösen Reiz um ein Drittel seiner ursprünglichen Länge verkürzen. Bei dem oben angesprochenen Prozeß der Brückenbildung bewegen sich die

Abb. 2

Histologischer Aufbau eines quergestreiften Muskels. Der M. biceps des Oberarmes (a) enthält eine große Anzahl von Faserbündeln (b), welche sich wiederum aus vielen Muskelfaserzellen (c) zusammensetzen. Jede Muskelfaserzelle ist angefüllt mit Myofibrillen (d), die vom Sarkoplasma umspült werden. Die kleinste Organisationseinheit ist das Sarkomer. M = M-Linie; Z = Z-Linie; A = anisotrope Bande; I = isotrope Bande (nach AFTING 1981; aus: GROSSER et al. 1987 (a), 16

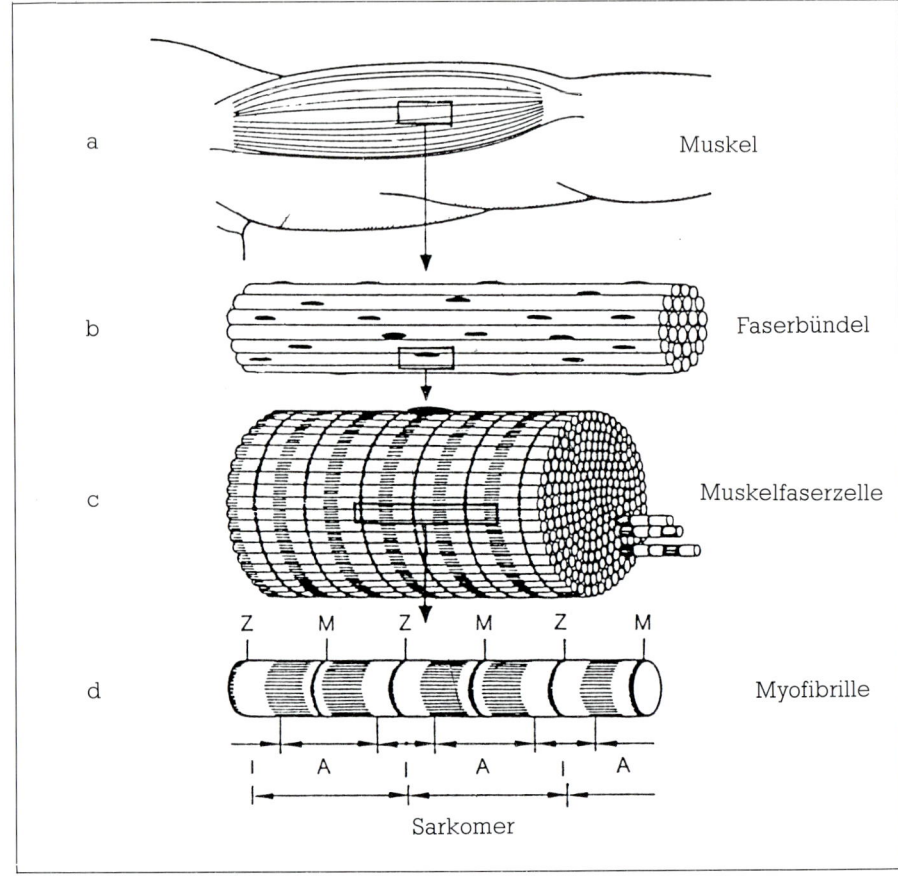

a — Muskel

b — Faserbündel

c — Muskelfaserzelle

d — Myofibrille

Z M Z M Z M

I A I A I A

Sarkomer

dünnen und dicken Filamente 10 nm (Nanometer) aneinander vorbei, d. h., um den Muskel z. B. um 1 cm zu verkürzen, müssen an einer Myofibrille 1 Million Bewegungszyklen der Brückenbildung und Erschlaffung ablaufen. Die Kraftentfaltung ist um so größer, je mehr Myofibrillen gleichzeitig in die Aktion einbezogen werden.

In der Skelettmuskulatur des Menschen befinden sich *verschiedene Fasern*, und zwar

● zum einen hinsichtlich der *Form* sog.
  – gefiederte Fasern (vorwiegend in den Haltemuskeln) und
  – spindelförmige Fasern (vorwiegend in der Funktionsmuskulatur)

und

● zum anderen hinsichtlich der *Kontraktionsgeschwindigkeit* und *Arbeitsleistung*
  – »weiße«, dicke, schnellzuckende (FT-)Fasern für Schnellkraft,
  – »rote«, dünne, langsame (ST-)Fasern für Ausdauer- und Halteleistungen und
  – gemischte (intermediäre) Fasern.

Die unterschiedliche Anzahl der Faserverteilung im Muskel ist anlagebedingt und kann durch Training wenig beeinflußt werden. Nach dem heutigen Wissensstand ist eine Annäherung der FT-Fasern an die intermediären und ST-Fasern möglich.

Wann werden rote, wann weiße Muskelfasern erregt?

Beispiel 1:

Bei einer mit geringem Widerstand von ca. 20% beginnenden muskulären Beanspruchung ohne besondere Geschwindigkeit werden diese Beanspruchungen von motorischen Einheiten mit niedriger Reizschwelle getragen, sie innervieren vorwiegend die langsamen, roten Muskelfasern (ca. 5–15 Hz).

»Erneuert sich nach einer Pause der qualitativ und quantitativ identische Kraftaufwand, so werden erneut dieselben motorischen Einheiten aktiv. Nimmt nun der Kraftaufwand zu, steigern die betreffenden Motoneurone ihre Entladungsfrequenz bis zu einem Maximum von ca. 25 Hz. Dann werden neue motorische Einheiten eingesetzt, die mit einer höheren Frequenz (z. B. 30 Hz) starten und maximal etwa 65 Hz erreichen. Ein schließlich bis zur maximalen statischen Kraft gesteigerter Krafteinsatz läßt immer neue motorische Einheiten hinzutreten« (HOLLMANN/ HETTINGER 1980, 180–181).

Beispiel 2:

Bei einer Beanspruchung mit geringem Widerstand, jedoch sehr hoher Geschwindigkeit kann der Krafteinsatz allein nur durch den Einsatz der weißen Muskelfasern gewährleistet werden. Voraussetzung ist jedoch, daß von vornherein die Impulsfrequenz hoch ist (das bedeutet z. B. hohe Konzentration). Nimmt nun der Widerstand zu, können die betreffenden Motoneurone ihre Entladungsfrequenz nicht mehr steigern. Um jedoch ein erhöhtes Kraftniveau zu erreichen, müssen weitere motorische Einheiten zugeschaltet werden, die jedoch eine geringere Kontraktionsgeschwindigkeit haben (es sind intermediäre und rote Fasern) und dadurch die Gesamtgeschwindigkeit der Bewegung verringern.

Beispiel 3:

Bei explosiven Krafteinsätzen (z. B. Sprung) werden vorwiegend weiße Fasern innerviert, wobei je nach benötigtem Kraftniveau auf den Einsatz weiterer nicht weißer Fasern nicht verzichtet werden kann. Gut Trainierte schaffen es hierbei, diese letzteren mit einer hohen Impulsfrequenz anzusprechen.

Beispiel 4:

Bei Krafteinsätzen mit sehr hoher Intensität (z. B. Armcurl mit 90%) müssen offensichtlich alle Fasertypen zur Kraftentfaltung beitragen. Die Geschwindigkeit der Bewegung leidet natürlich darunter. Aufgrund dieser Gegebenheiten ist es auch nicht verwunderlich, daß in der Muskulatur von Bodybuildern mehr langsame Muskelfasern nachgewiesen worden sind.

Die normale *Verteilung von Fasern in der Muskulatur* ist annähernd ausgeglichen (z. B. bei Mm. vastus lateralis, gastrocnemius, rectus femoris, deltoideus, biceps).

Bei einigen Muskeln gibt es Abweichungen (z. B. hat der Trizeps ca. 10–30% mehr FT-Fasern, der Soleus ca. 25–40% mehr ST-Fasern).

Arbeitsweisen der Muskulatur

Die Muskelkraft wird infolge verschieden auftretender bzw. einwirkender Widerstände und Bewegungsaufgaben von der Muskulatur durch zwei physikalisch-physiologisch unterschiedliche Arbeitsweisen realisiert, denen jeweils spezifische Muskelkontraktionsformen zugrunde liegen (vgl. Tab. 1, S. 12).

In der Praxis wird die Muskulatur in den seltensten Fällen in einer Reinform kontrahiert (z. B. nur isotonisch – das bedeutet eine Längenveränderung der Muskelfasern ohne Spannungsveränderung – oder nur isometrisch – das bedeutet eine Spannungs- ohne eine Längenveränderung des Muskels). Die

Tab. 1: Arbeitsweisen und Kontraktionsformen der Muskulatur

Muskelarbeitsweisen		Kontraktionsformen
Dynamisch	in Reinform (selten): überwindend	in Reinform (selten): isotonisch
	meist: haltend-überwindend	auxotonisch-konzentrisch
	oder haltend-nachgebend	auxotonisch-exzentrisch
Statisch	in Reinform (selten): haltend	isometrisch
	meist aber: haltend-bewegend	auxotonisch (isometrisch-konzentrisch, isometrisch-exzentrisch)

meisten sportlichen Bewegungen erfordern Mischformen (mit vorwiegend auxotonischer Kontraktion, d. h. sowohl Längen- als auch Spannungsveränderungen des Muskels), die eben schwerpunktmäßig dynamisch (= bewegen) oder statisch (= halten) sind. Die dynamische Arbeitsweise wird vorwiegend kurz und schnell (im Wechsel mit Entspannungsphasen möglicherweise auch ausdauernd), die statische sowohl kurz als auch lang anhaltend eingesetzt.

Zur Energievesorgung im Muskel

Grundlage zur Muskelkontraktion und -erschlaffung ist, wie bereits erwähnt, das ATP (Adenosintriphosphat), das eine hochenergetische Verbindung darstellt. ATP ist in geringem Maße in der Muskelzelle gespeichert (= 5 µmol/g Muskelfeuchtmasse), es reicht für ca. drei bis vier maximale Muskelkontraktionen bzw. eine Arbeitsdauer bei starker Belastung von 1–2 s.

Mit dem Kreatinphosphat (KP) ist im Muskel eine weitere energiereiche Verbindung vorhanden, die die unmittelbare Resynthese (Wiederherstellung) des verbrauchten ATP garantiert, allerdings bei hoher Belastungsintensität nur bis zu 6–8 s (ca. 20–40 Muskelkontraktionen), bei submaximaler Belastung eventuell auch bis zu 20 s. Bei weiterer Muskelarbeit müssen die notwendigen Energiespeicher ATP und KP über verschiedene biologische Oxidationswege schrittweise aufgefüllt werden, und zwar:
- über die anaerobe Spaltung der Kohlenhydrate (Glukose) ohne Sauerstoffverbrauch und
- über die aerobe Oxidation der Nährstoffe unter Sauerstoffverbrauch (vgl. Tab. 2)

Beim Muskeltraining wird vorwiegend auf die vorhandenen und sich sehr schnell erneuernden Energiedepots (ATP und KP) zurückgegriffen. Hierbei kommt es nahezu zu keiner Milchsäurebildung (Laktat) im Muskel (anaerob-

Tab. 2: Energieliefernde Stoffwechselvorgänge (grob dargestellt)

Anaerob-alaktazid	1. $ATP \rightleftarrows ADP + PI$ + freie Energie 2. $KP + ADP \rightleftarrows Kreatin + ATP$	ca. 2 s ca. 6–8 s (− 20 s)
Anaerob-laktazid	3. $Glykogen/Glukose + PI + ADP \rightarrow Laktat + ATP$	ca. 20–40 s
Aerob	4. $Glykogen/Glukose$ oder freie Fettsäuren $+ PI + ADP + O_2 \rightarrow CO_2 + H_2O + ATP$	bis zu Stunden

alaktazider Stoffwechselvorgang). Somit kann sich der Trainierende auch relativ schnell zwischen den Übungen erholen. Wie bereits erwähnt, werden bei Muskelkontraktionen mit hohen Geschwindigkeiten zunächst die schnellen Fasern mobilisiert; sie sind biochemisch auf eine hohe anaerobe Leistungsfähigkeit eingestellt (hoher Kreatinphosphat- und Glykogengehalt). Die langsamen verfügen über ein großes aerobes Potential (hoher Gehalt an freien Fettsäuren, Mitochondrien und aerob wirksamer Enzyme).

Jedoch sind jenseits von 50% der maximalen statischen Kraft aerobe Stoffwechselvorgänge aufgrund mangelnder Muskeldurchblutung bedeutungslos. An dieser Stelle muß erwähnt werden, daß eine gute allgemeine aerobe Ausdauer und eine lokale aerobe dynamische und statische Ausdauer die Muskelentwicklung hinsichtlich Querschnitt und Maximalkraft äußerst günstig beeinflussen. Damit ergibt sich nämlich

● eine bessere und schnellere Versorgung der Muskelzelle mit Nährstoffen,
● eine schnellere Wiederauffüllung (Resynthese) von ATP und KP und
● eine schnellere und bessere Erholungsfähigkeit in Belastungsphasen und nach längeren Belastungen, also auch zwischen den Trainingseinheiten.

Zur Muskelqualität

Über die Qualität des menschlichen Skelettmuskels ist bis heute wissenschaftlich wenig bekannt. Offensichtlich beruht die Qualität eines Muskels

● auf der Dichte der Myosinfilamente,
● dem geringen Abstand zu den Aktinfilamenten und
● auch auf einer hohen Dichte der Muskelfasern.

Aufgrund praktischer Erfahrungen – man denke beispielsweise nur an Hochspringer, die relativ schlanke Beine haben, jedoch damit enorme Kräfte entwickeln können – muß man davon ausgehen, daß die Kraft eines Muskels nicht unbedingt von seinem Querschnitt (vgl. Bodybuilder) abhängig ist, sondern auch von einer gewissen Qualität.

Zur Dehnfähigkeit von Muskeln und Sehnen

Die Dehnfähigkeit eines Muskels, d. h. jeder einzelnen Muskelfaser, ist ca. um das Doppelte der sog. Ruhelänge möglich, die Verkürzung durch Kontraktion um ca. ein Drittel. Den entscheidenden Widerstand bei einer Dehnung bieten nicht die Muskelfasern, sondern die bindegewebigen Bestandteile eines Muskels (Muskelfascien, Muskelhüllen) und die Sehnen, Bänder und anteiligen Gelenkkapseln (letztere drei haben eine gelenkstabilisierende Aufgabe und sind folglich sehr gering dehnungsfähig, z. T. nur wenige Millimeter). Ein weiterer begrenzender Faktor der Dehnfähigkeit eines Muskels ist der sog. Streckreflex, der aufgrund von Erregungen (durch Dehnung) die Spannung (Muskeltonus) im Muskel kontrolliert. Durch entsprechendes Dehnungstraining kann diese Spannung im Sinne einer ökonomischen Muskelarbeitsweise beeinflußt werden. Weitere Ausführungen hierzu bringen wir im Teil »Dehnung und Dehnungstrainingsmethoden« (S. 33–37).

Die verschiedenen Anpassungsmechanismen des Muskels

Nach bisherigen Erkenntnissen sind fünf Anpassungsmechanismen durch Muskeltraining bekannt.

1 Lokale aerobe Verbesserung:

Umfangreiche (30–60 min) muskuläre Belastungen unter 30–40% Intensität der momentanen maximalen Kraftfähigkeit bewirken eine Verbesserung der lokalen aeroben Energiebereitstellung (als Basis für Kraftausdauer und Regenerationsprozesse).

Trainingsmethode: Langzeitkraftausdauertraining (vgl. S. 29).

2 Hypertrophie (Muskelfaser-querschnittsvergrößerung):

Die Muskelfaserquerschnittsvergröße-rung geschieht durch eine Vergröße-rung der Myofibrillenzahl durch Vermehrung der kontraktilen Proteine/Sarkomere. Die Ursache ist eine Verstärkung der Nukleinsäuren- und Eiweißsynthese durch entsprechende Reize (ATP-Mangel-Theorie). Außerdem kommt es bei diesem Prozeß offensichtlich zu einer Aufspleißung von Muskelfasern (Reiz-Spannungs-Theorie) und zusätzlich zu einer Aufzweigung motorischer Nerven.
Trainingsmethode: Muskelaufbautrai-ning (40–85%; vgl. S. 26).

3 Neuronal-intramuskuläre Koordinationsverbesserung:

Dies bedeutet eine synchrone Aktivie-rung der höchstmöglichen Zahl von motorischen Einheiten (von Muskelfa-sern). Die Ursache ist eine hochgradige Rekrutierung und Frequenzierung (= willkürliche neuronale Aktivierung) aufgrund sehr hoher Trainingsreize. Trainingsmethode: Intramuskuläres Koordinationstraining (85–150%; vgl. S. 27f.).

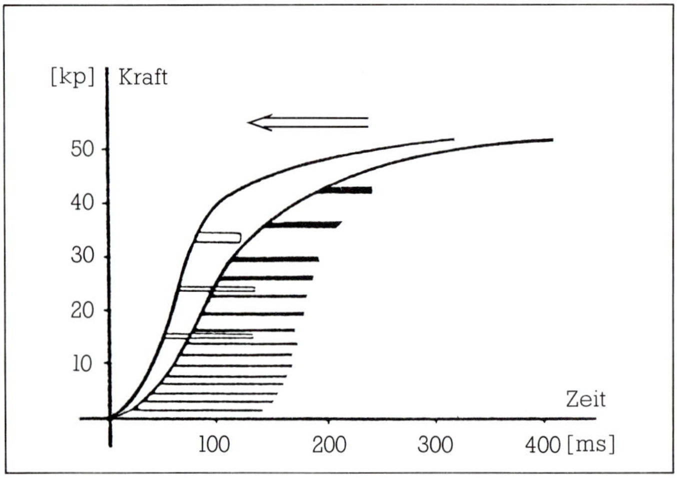

Die Abb. 3 veranschaulicht die Verände-rung eines Kraftanstiegs (linke steile Kurve) durch eine mögliche Verände-rung in der Rekrutierungs- und Frequenzierungsabfolge der motori-schen Einheiten durch intramuskuläres Koordinationstraining.

4 Reaktive Spannungsfähigkeit:

Die reaktive Spannungsfähigkeit ist das Vermögen, bei hohen Dehnungsbela-stungen in der exzentrischen Phase des sog. Dehnungsverkürzungs-Zyklus (z. B. beim Sprint-Stütz bzw. Stützschritt zum Weitsprung; Näheres vgl. EHLENZ et al. 1987) die Muskelspannung aufrecht zu erhalten. Ursache dieses Phänomens ist die Elastizität des Bindegewebes der Muskulatur, der Sehnen und der Aktin-Myosin-Brücken (Bindezeit < 200 ms, sog. short-range-elastic-stiffness; bei längerer Bindezeit kommt es zum Verlust der gespeicherten Energie). Trainingsmethode: Reaktives Krafttrai-ning (vgl. S. 25, 30).
Die Abb. 4 verdeutlicht mittels Elektro-myogramm-Messungen bei untrai-nierten und trainierten Versuchsper-sonen dieses Phänomen der sog. Stiff-ness: man sieht bei der Kurve der trai-nierten Person ein Ansteigen der Span-nungslinie des Muskels nach dem Stütz (= 0-Linie) und somit eine kürzere Zeit des Absprungs (senkrechter Pfeil nach oben).

5 Neuronale Koordinations- und energetische Verbesserung:

Wirkt auf die Muskulatur eine zyklische Belastungsfolge von ca. 30–40% Inten-sität der maximalen Kraftleistung und eine möglichst hohe Bewegungsge-schwindigkeit (mindestens 150°/s Winkelgeschwindigkeit) und eine Be-lastungsdauer von bei Anfängern 15–20 s und Fortgeschrittenen 20–40 s, so werden offensichtlich neuronale (inter- und intramuskulärkoordinative) und energetische Mechanismen

Abb. 3

Schematische Darstel-lung möglicher Verän-derungen in der Rekrutierungsabfolge der motorischen Einheiten (aus: BÜHRLE 1989, 318)

14

(Ausschöpfung des lokalen Energiebe-
reiches) in Gang gesetzt.
Trainingsmethode: Muskelleistungstraining (vgl. S. 25, 30).

Wann arbeitet der Muskel mit maximaler Kraft? Und wann kann die Kraft am wirksamsten eingesetzt werden?

Die Realisierung der maximalen Kraft ist
von folgenden Komponenten abhängig:

Vordehnung des Muskels und der Sarkomerlänge

Ist ein Muskel etwa 20% über seine
Ruhelänge hinaus gedehnt, so hat er die
optimale Vordehnung (vgl. Abb. 5).
Diese Vordehnung erreicht man durch
ein leichtes Anspannen der Muskulatur
etwa beim Anfassen von Gewichten
bzw. zu Beginn des Anhebens von
Gewichten. Bei dieser optimalen
Vordehnung ist die Länge der Sarko-

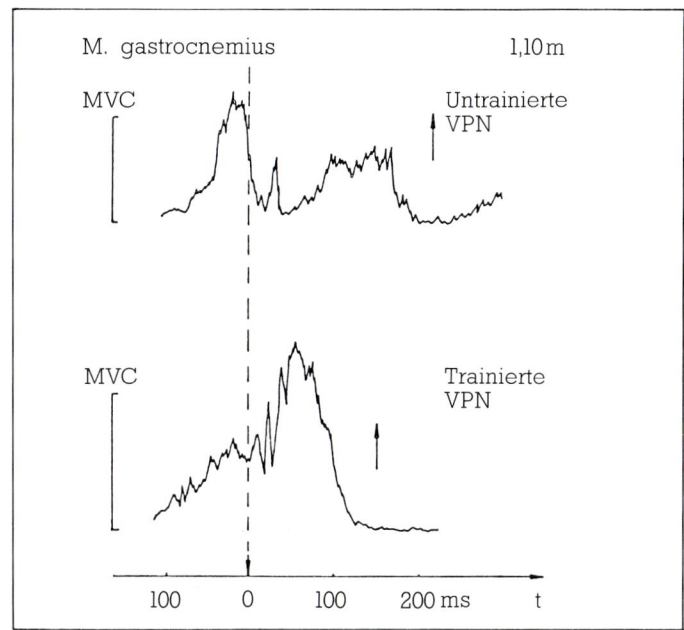

Abb. 4

Gemitteltes Elektro-
myogramm (n = 30)
des M. gastrocnemius
einer untrainierten Vp
(oben) und einer trai-
nierten Vp (unten)
(aus: SCHMIDTBLEI-
CHER/GOLLHOFER
1985, 278)

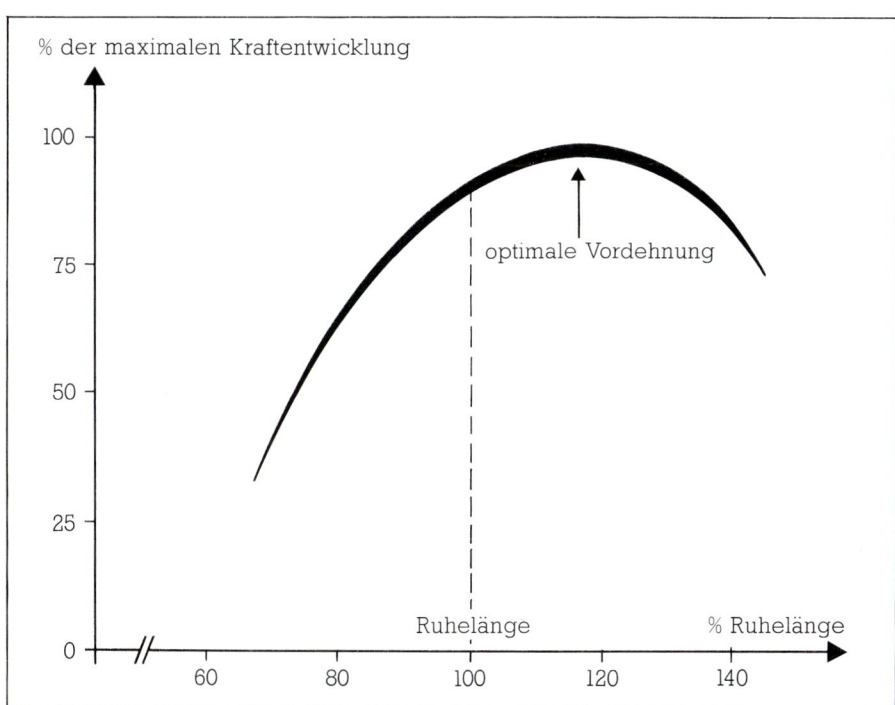

Abb. 5

Schematische Darstel-
lung der Kraftentwick-
lung des Skelettmus-
kels in Abhängigkeit
von seiner Ausgangs-
länge (aus: GROSSER
et al. 1987 (b), 120)

15

mere nur geringfügig über der sog. Ruhelänge, so daß innerhalb des Sarkomers nahezu alle Brückenbildungen noch möglich sind (bei einer zu starken Vordehnung wären die Sarkomere so gedehnt, daß nur noch ein Teil der Brückenbildungen möglich wäre und somit – nachdem die Kraft im eigentlichen durch gerade diese Brückenbildungen in den Sarkomeren zustande kommt – keine maximale Kraftentwicklung mehr gegeben ist).

Frequenzierung

Hierunter versteht man die Impulssendung vom zentralen Nervensystem an die Muskulatur. Eine hohe Frequenz bedeutet folglich eine anhaltende oder sich wiederholende Nervenimpulssendung mit hoher Geschwindigkeit an die Muskelfaser. Bei Kraftübungen z. B. kommt es zu einer verstärkten Verkürzung der Muskulatur aufgrund der sog. Summierung mehrerer Kontraktionswellen, die gleichzeitig bedingt durch Nervenimpulse über den Muskel ablaufen.

Rekrutierung

Sie bezieht sich auf die Anzahl der aktivierten Muskelfasern. So kann beispielsweise ein kraftuntrainierter Mensch nur

ca. 45% seiner in einem Muskel vorhandenen Fasern willkürlich aktivieren. Durch entsprechendes Training (intramuskuläres Koordinationstraining) ist es möglich, allmählich willentlich bis zu ca. 95% aller im Muskel vorhandenen Fasern in Aktion zu setzen (allerdings muß man dazu bereits einen sehr hohen Trainingszustand besitzen). Jedoch ist es bereits im untrainierten Zustand schon möglich, über die Eigenreflexe (z. B. bei plötzlicher kurzer Dehnung des Muskels), über besondere Motivationslagen, über Hypnose und Elektrostimulation einen wesentlich höheren Prozentsatz der willkürlich zu aktivierenden Fasern zu beanspruchen.

Es besteht auch die Möglichkeit einer Abstufung der Muskelkontraktion bei Belastungen; sie kommt durch den Einsatz einer wechselnden Zahl von motorischen Einheiten (Muskelfasern) zustande. Außerdem wird ein langes Aufrechterhalten einer statischen Muskelbeanspruchung oder wiederholter hoher dynamischer Anspannungen durch wechselweise Erregung verschiedener motorischer Einheiten möglich. »Für die Abstufbarkeit der Muskelkraft ist die Fähigkeit zur asynchronen Kontraktion unter Beteiligung einer beschränkten Anzahl von Muskelfasern entscheidend. Im Zuge eines Krafttrainings gelingt es, immer mehr Muskelfasern beim Einsatz der maximalen Kraft heranzuziehen. Ferner resultiert intramuskulär eine Ökonomisierung, indem für eine gegebene submaximale Leistung nur eine solche Anzahl von motorischen Einheiten beansprucht wird, wie sie für die betreffende Aufgabe optimal ist. Der trainierte Muskel erbringt somit eine gleiche submaximale Muskelkraft mit der Innervation einer geringeren Anzahl motorischer Einheiten« (HOLLMANN/HETTINGER 1980, 189–190). Es erwächst somit eine Reservekapazität. Wird beispielsweise die Ermüdung

Abb. 6

Möglicher Fasereinsatz bei langsamen Bewegungen und ansteigender Kraftrealisierung (aus: EHLENZ et al. 1987, 39)

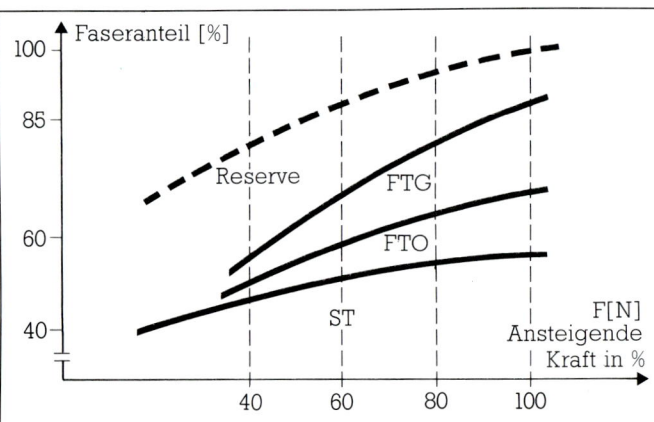

einzelner motorischer Einheiten zu groß, so übernehmen ihre Funktion andere, falls Art, Umfang und Intensität der Arbeit diese Kompensation gestatten. Anderenfalls muß im Laufe zunehmender Ermüdung die Impulsfrequenz wachsen, und damit wird es erst möglich, daß eine große Zahl (eventuell bis zu 95%) motorischer Einheiten synchron aktiviert wird und daß bei entsprechend trainierten Sportlern 5–8 Wiederholungen mit ca. 85% der momentan geringeren Maximalkraft über mehrere Sätze hinweg realisiert werden können.

Hinsichtlich der *Wirksamkeit der Muskelkraft* ist folgendes zu sagen: Je langsamer und je länger eine Belastung einwirkt, desto stärker addieren sich die langsamen und schnellen Fasern zu einer Gesamtkraft (vgl. Abb. 6). Das bedeutet andererseits, daß hohe Gewichtslasten nur bei geringer Bewegungsgeschwindigkeit bewältigt werden können; je höher die Bewegungsgeschwindigkeit wird, desto weniger Maximalkraft (die aus der Summe aller Muskelfasern resultiert) kann in die Bewegung einfließen. Bewegungen mit hohen Geschwindigkeiten werden auch nur vorwiegend mit den weißen, schnellzuckenden (FT-Fasern) Muskelfasern realisiert, wobei aufgrund der hohen Geschwindigkeiten innerhalb der Sarkomere nicht alle Brückenbildungen zum Tragen kommen können (deshalb auch geringere Kraftrealisierung).

Am wirksamsten kann eine Muskelkraft eingesetzt werden, wenn mit ca. 30% der maximalen Bewegungsgeschwindigkeit und der dazu gehörigen höchstmöglichen Last bzw. andererseits, wenn mit 30% der maximalen Last und der dazu gehörigen höchstmöglichen Bewegungsgeschwindigkeit gearbeitet wird (vgl. Abb. 7). Sollen kurzfristig hohe Kräfte realisiert werden, z. B. bei Sprüngen oder beim Sprintschritt oder

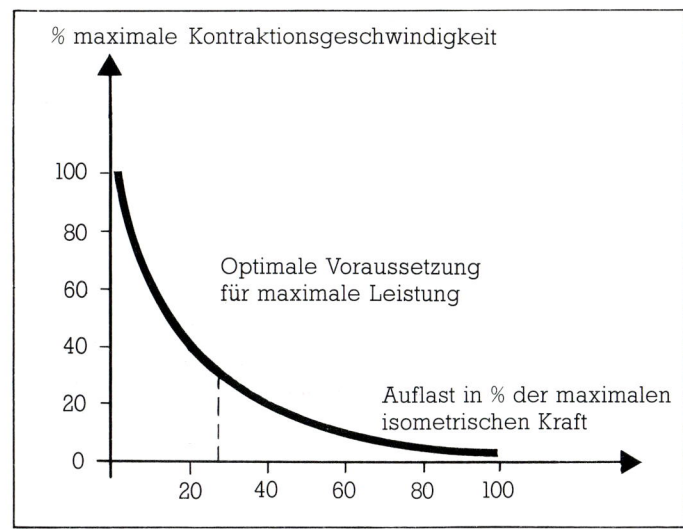

beim Wegstoßen von Gewichten, so ist hierbei der Qualitätsgrad der sog. Stiffness entscheidend (je besser diese ausgebildet ist, desto kurzfristiger können solche Kräfte entwickelt werden; vgl. S. 14).

Ausgleich muskulärer Dysbalancen

Wir haben bereits mehrfach erwähnt, daß es in der Muskulatur verschiedenartige Muskelfasern gibt. Die langsamzuckenden sog. roten Fasern zeichnen sich durch relativ große Ausdauer aus und gewinnen ihre Energie hauptsächlich aus dem aeroben Stoffwechsel. Diese Fasern bezeichnet man auch teilweise als tonische, sie befinden sich hauptsächlich in der sog. Haltemuskulatur wie z. B. in der tiefen Rückenmuskulatur. Diese tonischen Fasern neigen bei den meisten untrainierten Menschen zur Verkürzung, insbesondere dann, wenn langzeitig einseitige Haltungen und Bewegungen durchgeführt werden; es kann so sehr schnell zu muskulären Dysbalancen kommen. Die schnellkon-

Abb. 7

Abhängigkeit der maximalen Kontraktionsgeschwindigkeit von der Größe der Auflast. Höchste Geschwindigkeit der Kontraktion ohne Auflast. Geringere Kontraktionsgeschwindigkeiten bei zunehmender Auflast. Schließlich ist nur noch isometrische Kontraktion möglich (aus: GROSSER et al. 1987 (b), 132).

trahierenden sog. weißen Fasern realisieren kurzzeitige Bewegungen, sie gewinnen ihre Energie hauptsächlich anaerob, d. h. ohne Sauerstoffzufuhr, und sind vorwiegend in solchen Muskeln zu finden, die durch schnelle kräftige Bewegungen gekennzeichnet sind, wie z. B. dem M. gluteaus maximus. Dieser Muskelfasertyp reagiert bei untrainierten Menschen sehr oft zur Abschwächung, eine Tatsache, die ebenfalls zu muskulären Dysbalancen führen kann. Häufig stellen tonische und phasische Muskeln Antagonisten dar, sie sind also Gegenspieler; diese Tatsache kann bei Untrainierten ebenfalls zu fatalen Folgen führen (vgl. auch Abb. 21, S. 50). Aber nicht nur Verkürzungen und Abschwächungen einzelner Muskelgruppen führen zu muskulären Dysbalancen, sondern auch ungleichmäßige Muskelbeanspruchungen und natürlich die sich im Laufe von vielen Jahren in fast allen großen Gelenken einstellenden schleichenden degenerativen Veränderungen, insbesondere der Wirbelsäule.

Zusammenfassend: Muskuläre Dysbalancen bewirken
- starke Bewegungseinschränkungen,
- Einschränkungen der intramuskulären und
- intermuskulären Koordination,
- geringere Vordehnung der Muskulatur,
- ungünstigere Energiebereitstellung (bedingt durch partielle Verhärtungen),
- höhere Verletzungsanfälligkeit und
- insgesamt einen immensen Verlust der körperlichen Leistungsfähigkeit.

Deshalb: Eine guttrainierte, elastische und kräftige Muskulatur kann diesen unwillkommenen Erscheinungen vorbeugen und somit die Leistungsfähigkeit in Beruf, Freizeit und Sport wesentlich verbessern.

Besonderheiten bei Kindern und Jugendlichen

Wachstum und passiver Bewegungsapparat

Bei Kindern und Jugendlichen ist im Vergleich zu Erwachsenen die Gefahr von Belastungsschäden durch sog. unphysiologische Belastungsreize (Zug-, Druck-, Scherkräfte) besonders groß. Das bedeutet im einzelnen, daß bei Kindern bis etwa zum 12./13. Lebensjahr
- die Knochen durch Mehreinlagerungen weicheren organischen Materials erhöht biegsam, aber vermindert zug- und druckfest sind,
- das Sehnen- und Bändergewebe aufgrund schwächer ausgeprägter kristalliner (mizellarer) Ordnung und mehr Zwischenzellsubstanz noch nicht ausreichend zugfest ist und
- das Knorpelgewebe und die noch nicht voll verknöcherten Wachstumsfugen aufgrund hoher wachstumsbedingter Teilungsraten hoher Gefährdung gegenüber starken Druck- und Scherkräften ausgesetzt sind.

Aufgrund dieser Gegebenheiten hat sich nach verschiedenen Untersuchungen gezeigt, daß nur ca. 38% aller Leistungssport treibender Kinder ohne Beschwerden des passiven Bewegungsapparates (Knochen, Sehnen, Bänder, Knorpel) sind! Ganz abgesehen von muskulären Dysbalancen, die sich insbesondere auf die Schwächen der Rücken-, Bauch- und Schultermuskulatur und der Antagonisten beziehen, aber auch auf gravierende Fußschwächen.

Muskulatur, Anpassung, Stoffwechsel und Training

Die auf den Seiten 9 bis 18 beschriebenen Anpassungsmechanismen der Muskulatur durch Power-Stretch-Training treten auch bei Kindern ab ca. dem 8. Lebensjahr auf, jedoch entsprechend dem biologischen Entwicklungsverlauf

hinsichtlich Muskelwachstum, Muskelschwächen, Hormon- und Enzymproduktion, aerober und anaerober Energiebereitstellung, Skelettwachstum und Flexibilität (Beweglichkeit) in der in Tab. 3 dargestellten zeitlichen Reihenfolge, wobei wir besonders aufmerksam machen auf:
• Die *aerobe Energiebereitstellung* ist ab ca. 8 Jahren günstig und hat in der Pubertät eine sensible Phase; ebenso setzt jetzt biologisch die anaerobe Kapazität in Ansätzen ein.
• Die *intra- und intermuskuläre Koordination* ist ab ca. 8–10 Jahren gut entwickelt. Die intermuskuläre Koordination in Form von Frequenz- und Aktionsschnel-

ligkeit hat mit ca. 11–13 Jahren eine sensible Phase.
• Der *Muskelanteil* am Gesamtkörpergewicht steigt von ca. 23% bei den 7–10jährigen auf ca. 25–28% bei den 11–13jährigen Jungen und Mädchen. Die *Muskelfaserquerschnittsvergrößerung* setzt jedoch erst ab der Pubertät aufgrund der Hormonausschüttung (v. a. Testosteron) verstärkt ein (bei Jungen wesentlich stärker als bei Mädchen). Zusätzlich wächst die Muskulatur in der Länge (bedingt durch die in Serie geschalteten Sarkomere).
• Insgesamt haben Kinder (8–12jährige) aufgrund ihres geringen Körpergewichtes bereits *relativ* viel Kraft.

Tab. 3: Überblick zur Entwicklung der muskulären Anpassung und des Stoffwechsels im Kindes- und Jugendalter

Alter	Phase muskulärer Anpassung		Muskulatur: Kraft und Flexibilität	Stoffwechsel: Ausdauer	Trainingsziele Anpassungsbedingungen
7–10	Präventiv- und Aufbauphase		ca. 23% Muskelanteil schwache Haltemusk. geringes Testosteron biegsames Skelett gute Flexibilität	hohe Herzfrequenz ca. 40 ml VO₂ max. beginnende günstige aerobe Stoffwechselanpassung ungünstige anaerobe Energiebereitstellung	Allgem. Muskelentwicklung Beginn der Schnellkrafttrainierbarkeit bedingt durch ■ intra- und intermuskul.-Koordination ■ Muskellängenanpassung ■ aerobe Kapazität
10–12/13		Ausgleichs- und	25–28% Muskelanteil geringes Testosteron noch schwaches Skelett muskul. Dysbalancen noch gute Flexibilität	40–48 ml VO₂ max. untr. trainiert = 60 ml (ähnl. Erwachsenen) noch ungünstige anaerobe Proz. mit erhöhter Katecholamin-Ausschüttung	gesteigerte Schnellkrafttrainierbarkeit aufgrund ■ guter intra- und intermusk.-Koordination und ■ günstiger Relativkraft geringfügig auch Muskelaufbau und Kraftausdauer
12/13–14/16	Stabilisierungsphasen		ca. 30% Anteil ♀ 35% Anteil ♂ Androgen- und Östrogenausschüttung noch labiles Skelett eingeschränkte Flexibilität	günstige aerobe Prozesse allgem. bessere anaerobe Prozesse	verstärkter Beginn von Muskelaufbau-Training durch eiweißanabole Wirkung Beginn von Maximalkrafttraining
15/16–18/19	Forcierungsphase		ca. 35% Anteil ♀ 44% Anteil ♂ Skelettstabilisierung Hypertrophiehöhepunkt eingeschränkte Flexibilität	sehr gute aerobe und allgem. auch anaerobe Prozesse	sensible Phase für ■ Schnellkraft und Reaktivkraft ■ Maximalkraft ■ Kraftausdauer

Besonderheiten bei älterwerdenden Menschen

Biologische Situation

In der biologischen Entwicklung erreicht der Mensch ohne körperliches Training

- im *frühen Erwachsenenalter*, etwa zwischen 18 und 30 Jahren, seinen Leistungshöhepunkt bzw. eine relative Erhaltung desselben;
- im *mittleren Erwachsenenalter*, etwa zwischen 30 und 45/50 Jahren, stellt sich eine körperliche Leistungsminderung ein, die sich
- im *späten Erwachsenenalter*, etwa von 50 bis ca. 70/90 Jahren, ständig verstärkt.

Zur Trainierbarkeit im Alter

Die zum Teil erschreckenden Abbauprozesse im Altersgang (vgl. Tab. 4) des Menschen sind durch ein sinnvolles Power-Stretch-Training größtenteils aufzuhalten! Das bedeutet, daß die Fähigkeit zur Anpassung an Bewegungsreize (= Training) bis ins höchste Alter (ca. 80!), wenn auch verringert, erhalten bleibt. Durch eine aktive Lebensweise kann man sich bis ins hohe Alter »jung« erhalten. Aus sportmedizinischen Untersuchungen ist bekannt, daß ein 60jähriger Trainierter (mittels Kraft-, Dehnungs- und Ausdauerübungen) die Leistungsfähig-keit eines gesunden 30jährigen Untrainierten haben kann.

Power-Stretch-Training bewirkt insbesondere (relativ gesehen)

- Krafterhaltung der Muskulatur (Massenerhaltung),
- Elastizitätserhaltung der Sehnen und Bänder,
- verbesserte Durchblutungs- und Stoffwechselbedingungen,
- Muskeltonuserhöhungen,
- Muskelkontraktionserhaltung,
- gewisse Erhaltung des Knochen-mineralstoffgehaltes und
- der Knochenmasse und Knochensta-bilität (dadurch Vorbeugung gegen Osteoporose).

Anpassungswirkung des Power-Stretch

Durch reines Krafttraining, wie es so oft im Fitneß-Training und in den Vorbereitungsphasen der verschiedensten Sportarten durchgeführt wird, kommt es neben der Kraftsteigerung auch sehr leicht zu Verkürzungen und Verspannungen in der Muskulatur. Die von Natur aus möglichen Bewegungsausschläge der Gelenke verkleinern sich dadurch. Durch Nichtausnutzen der vollen Beweglichkeit lassen sich Fehlbelastungen auch in den Nachbargelenken nicht vermeiden, die dann ihrerseits im

Tab. 4:

Ausgewählte Abbauprozesse im Altersgang (vor allem ab ca. 45 Jahren)

Passiver Bewegungsapparat (Knochen, Gelenke, Bänder, Wirbelsäule, Sehnen)	Aktiver Bewegungsapparat (Muskelmasse, Muskelfunktion, Muskelstoffwechsel)
Osteoporose, Knochensubstanzverlust erhöhte Brüchigkeit	Massenabnahme um ca. 30–40% vom 20.–70. Lebensjahr Muskelfaserabnahme und -veränderung
Abnahme der Mineralien	Muskeltonus-Absinken
Knorpel-Degenerationen, Arthrosen	Verminderung der Muskelerholungsfähigkeit
Spondylosen, insbes. an Hals- und Lendenwirbelsäule	Kontraktionsabnahme
Bandscheibenverschmälerung, -verknöcherung	Stoffwechselproduktionsverminderung
Verknöcherung von Bändern	Abnahme der Laktat-Toleranz
Verlust an Dehnbarkeit	Zunahme des prozentualen Anteils anaerober Stoff-
Verkalkungen	wechselvorgänge
Sehnenreflex-Funktionsverminderungen	allgem. Verschlechterung des funktionellen Zustandes

Laufe der Zeit zu degenerativen arthrotischen Veränderungen führen können.

Allgemeine Anpassung durch Power-Stretch

- Bei einem konsequent durchgeführten Power-Stretch-Training ist bereits nach einigen Wochen eine deutliche Verbesserung der Muskelkraft und der Muskeldehnfähigkeit festzustellen. Untersuchungen an verschiedenen Sportlern ließen nach einem zweimonatigen Power-Stretch-Programm hohe Kraftsteigerungen und Verbesserungen der Hüftgelenkbeweglichkeit bis 30° feststellen.
- Durch Power-Stretch kommt es zur Ökonomisierung und Verbesserung der Koordination, d. h., Bewegungen lassen sich leichter ausführen, der Energieaufwand sinkt ab, da die mechanischen Widerstände im Gewebe abnehmen.
- Der nicht verletzte, aber verspannte Muskel ist für das Power-Stretch die ideale Voraussetzung. Die Streckreflexe, die durch einseitige Haltung, Überlastung, Angst oder Übersäuerung hypersensibel sind, werden in ihrer Aktivität gedämpft und der Muskel zum Normotonus zurückgeführt.
- Stretching dehnt den Muskel vor, der dadurch in Kontraktionsbereitschaft versetzt wird (vgl. S. 15–16).
- Nach harten Trainingseinheiten oder anderen einseitigen körperlichen Belastungen fühlt sich die Muskulatur oft steif und druckempfindlich an. Ein harter, fester Muskel kann seine Leistungsfähigkeit nicht mehr voll entfalten. Zur Erholung benötigt der Körper oft mehrere Tage. Durch gezieltes funktionelles Power-Stretch kann der ermüdete hypertone Muskel rasch entspannt werden. Damit sind die besten Voraussetzungen gegeben, durch Verbesserung der Stoffwechselverhältnisse eine rasche Erholung einzuleiten. Die Regenerationsphase nach dem Training verkürzt sich somit.

- Ein kräftiger und elastischer Muskel vermindert das Verletzungsrisiko. Auch wird die Schwere der Verletzung reduziert, und die Rehabilitation geht schneller voran. Vor allem die Sehne, die ja bradytrophes (schlecht ernährtes) Gewebe darstellt, ist im Krafttraining besonderen Gefahren ausgesetzt. Durch die im Krafttraining entstehenden hohen Zugbelastungen werden besonders die Sehnen in ihrer Ernährung gestört. Die Folgen sind häufig Sehnen- und Sehnenansatzverletzungen. Die Kräftigungs- und Elastizitätsverbesserung durch Power-Stretch beugt solchen Verletzungen vor.

Besonderheiten bei Hochleistungssportlern

Die soeben beschriebenen Anpassungen durch Power-Stretch-Training geschehen bei Anfängern, Fortgeschrittenen und Spitzenathleten, jedoch muß in der praktischen Durchführung des Trainings zwischen Anfängern und Spitzenathleten eine wesentliche Unterscheidung getroffen werden.

- Für *Fitneß-Sportler, Anfänger und Fortgeschrittene* ist ein komplexes Kraft- und Dehnungstraining für den gesamten Körper notwendig. Es muß insbesondere auf muskuläre Dysbalancen und Festigung des Band- und Gelenkapparates ausgerichtet sein und langfristig über mehrere Jahre angelegt werden (vgl. Programm S. 114 ff.).
- Für *Hochleistungssportler* müssen kurzfristig (3–12 Wochen) sportartspezifisch (monogerichtete) ausgerichtete Kraft- und Dehnungsprogramme mit hochkonzentrierten Krafteinsätzen gefordert werden (vgl. WERCHOSCHANSKI 1988). Ein allgemeines Krafttraining wird hierbei ergänzend als Regenerationsmaßnahme und zum Ausgleich eventueller noch bestehender muskulärer Dysbalancen durchgeführt (vgl. auch S. 120).

Training mit Power-Stretch

Nach unserem Verständnis bezeichnen wir die optimale Kombination von Kraft- und Dehnungstraining als Power-Stretch. So gesehen werden bei einem richtigen Muskeltraining einerseits Kraftübungen, andererseits Dehnungs-übungen angewendet. Die muskel-physiologischen Begründungen dieser Kombination wurden auf den Seiten 7–21 dargestellt. Ihre idealtypische Anwen-dung, d. h., der sinnvoll aufeinander abgestimmte Wechsel zwischen Kraft- und Dehnungsübungen, ist aus dem Muster einer Trainingseinheit auf Seite 37 ersichtlich.

Aufgrund der herausragenden Bedeu-tung von Kraft und Dehnung für die Muskelausbildung stellen wir die beiden Bereiche in den folgenden Abschnitten zunächst einzeln vor.

Kraft und Kraft-trainingsmethoden

Was ist Kraft?

Kraft kennzeichnet im physikalischen Sinne die Bewegungsänderung eines Körpers (vgl. Gesetze von Newton) und im biologischen Sinne die Fähigkeit des Nerv-Muskel-Systems, durch Muskel-tätigkeit Widerstände zu überwinden (= konzentrische Arbeitsweise), ihnen entgegenzuwirken (= exzentrische Arbeitsweise) bzw. sie zu halten (= isometrische Arbeitsweise).

Die Kraft tritt bei sportlichen Leistungen (bei einzelnen Sportarten, im Fitneß- und Rehabilitationsbereich) in drei (bzw. vier) nicht gleichrangig anzuse-henden unterschiedlichen Erschei-nungsformen auf (vgl. auch Abb. 8).

Kraftausdauer

Sie ist die Widerstandsfähigkeit gegen die Ermüdung von langanhaltenden oder sich wiederholenden Belastungen. Sie ist abhängig von der Maximalkraft und der aeroben und anaeroben Ener-giebereitstellung. Unterscheidungen nach Intensität und Belastungszeit sind angebracht (vgl. PACH 1990).

Maximalkraft

Sie ist die höchstmögliche Kraft, die willentlich mit isometrischer oder konzentrischer Arbeitsweise der Muskulatur gegen einen Widerstand ausgeübt werden kann. Sie ist der will-kürlich aktivierbare Anteil der sog. *Absolutkraft* (diese setzt sich zusätzlich aus unwillkürlichen physiologischen und psychischen Komponenten zusammen, die bei exzentrischer Arbeitsweise realisiert werden).

Die Maximalkraft resultiert aus einem individuellen optimalen Muskelfaser-querschnitt und einer höchst ausge-prägten intramuskulären Koordination (vgl. S. 26–28).

Schnellkraft

Sie ist die in kürzest möglicher Zeit wirkende Kraft, d. h., Widerständen wird in einer festgelegten Zeit ein möglichst hoher Kraftstoß erteilt. Sie ist abhängig von der Maximalkraft, der Reaktivkraft (reaktive Spannungsfähig-keit, vgl. S. 14) und der Muskelkontrak-tionsgeschwindigkeit.

Kraftausdauer, Maximalkraft und Schnellkraft sind als sog. Basiskräfte anzusehen; sportartspezifisch kommen sie erst voll zum Einsatz, wenn zusätzlich die Technik (= intermuskuläre Koordination) der betreffenden Disziplin beherrscht wird, d. h., beispielsweise Schnellkraft in Verbindung mit Technik (d. h. also der sportartspezifischen Muskulatur) optimal trainiert wird (vgl. auch Abb. 8).

Krafttraining und ergänzende Trainingsmaßnahmen für verschiedene Zielrichtungen

Entsprechend den auf Seite 8 aufgeführten Trainingszielen zur Muskelverbesserung listen wir im folgenden das Krafttraining und zusätzlich wichtige ergänzende Trainingsmaßnahmen für diese Zielbereiche auf.

Zum Krafttraining als Power-Stretch gehören neben den Dehnungsübungen als wichtige ergänzende Trainingsmaßnahmen insbesondere:

● Die Ausbildung einer *guten aeroben Kapazität* (= Grundlagenausdauer) zur schnelleren und besseren lokalen Energiebereitstellung in den zu trainierenden Muskeln, denn damit ist gewährleistet, daß sich die Muskulatur zwischen den zu trainierenden Sätzen/Serien schneller erholt – es können somit auch mehr Sätze durchgeführt werden. Außerdem erholt sich die Muskulatur auch nach einer Trainingseinheit wesentlich rascher.

● Die Einnahme einer im Hinblick auf Kohlenhydrate, Eiweiße, Fette, Ballaststoffe, Vitamine und Mineralien *richtig abgestimmten Ernährung* (Näheres hierzu vgl. KONOPKA: Sporternährung. BLV Sportwissen 410).

Abb. 8   Biologische Bedingungen und allgemeine Erscheinungsformen (Basiskräfte) der Kraft sowie sportartspezifische Kraftfähigkeiten.

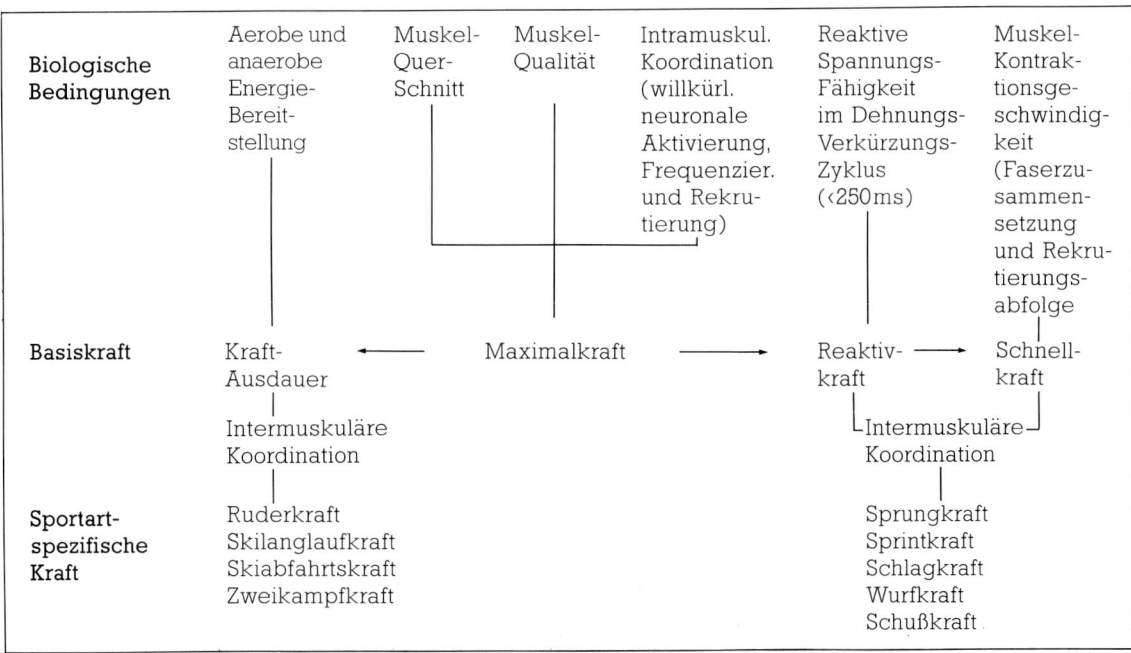

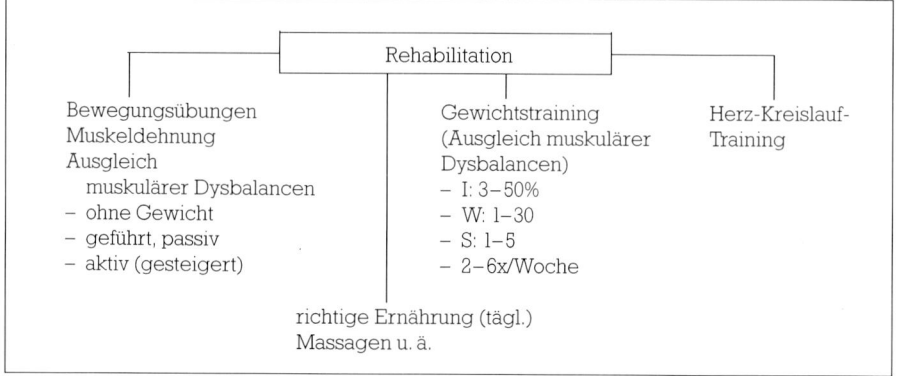

Abb. 9   Trainingsmethoden und Trainingsmaßnahmen zur Rehabilitation
(vor allem nach Verletzungen)

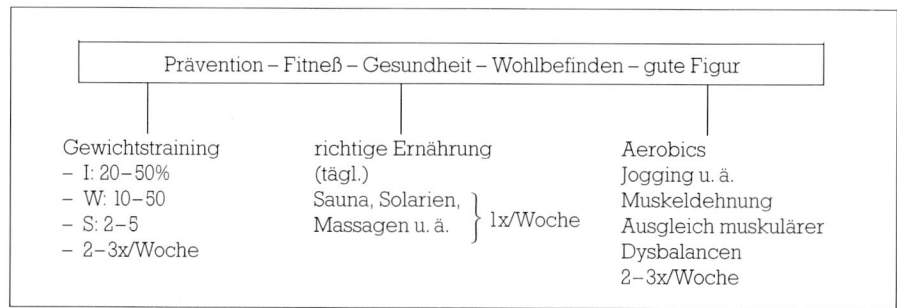

Abb. 10   Trainingsmethoden und Trainingsmaßnahmen zur Prävention, Fitneß, Gesundheit,
Wohlbefinden und guten Figur

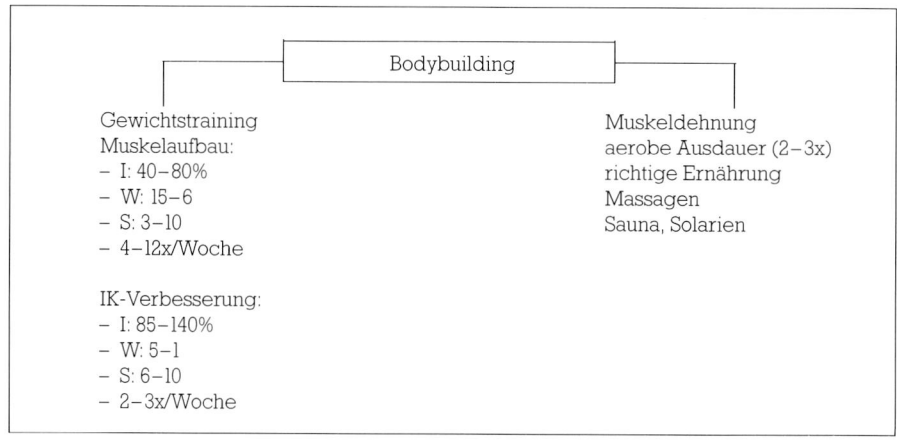

Abb. 11   Trainingsmethoden und Trainingsmaßnahmen zum Bodybuilding

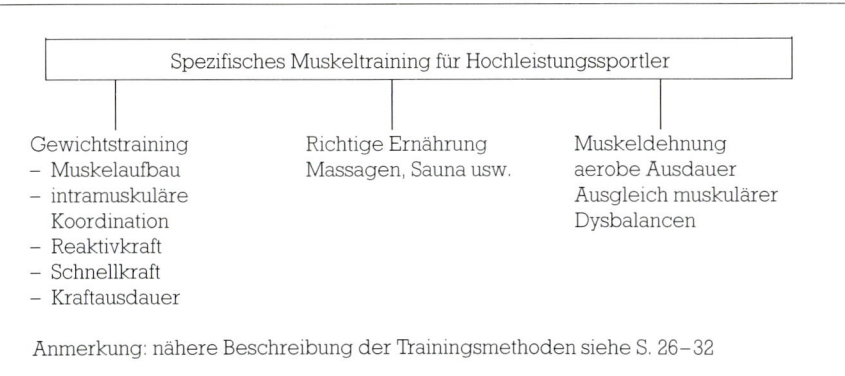

(In den Abbildungen 9–12 auf diesen Seiten bedeuten: I = Intensität der momentanen maximalen Kraftbelastung; W = Wiederholungszahl der Übungen; S = Sätze/Serien).
In der Tab. 5 sind die Trainingsmethoden entsprechend den Krafttrainingsarten Kraftausdauer, Maximalkraft und Schnellkraft in einer Übersicht dargestellt. Die dabei wirkenden Muskelmechanismen und Muskelfaserbeanspruchungen sind den Krafttrainingsarten jeweils zugeordnet. Im folgenden (ab S. 26) besprechen wir diese Methoden im einzelnen.

Tab. 5: Krafttrainingsarten und -methoden, Muskelmechanismen und Faserbeanspruchung

	Kraftausdauer	Maximalkraft			Schnellkraft		
Trainingsart und Methode	Kraftausdauer training 0–70% 25–15 Wdhlg. 2–4 Sätze langsam	Muskelaufbautraining 40–60% 12–8 Wdhlg. 2–6 Sätze langsam-zügig	Muskelaufbautraining, Kombinationstraining 60–80% 8–5 Wdhlg. 4–6 Sätze langsam-zügig	intramuskuläres Koordinationstraining 85–100% 5–1 Wdhlg. 6–10 Sätze zügig-schnell	Muskelleistungstraining 30–50% 15–40 s. 2–5 Sätze schnellstmöglich	Explosiv-Krafttraining 0–60% 5–6 Wdhlg. 2–6 Sätze explosiv	Reaktiv-Krafttraining bis 150% 6–10 Wdhlg. 2–6 Sätze explosiv
Muskelmechanismen (Wirkungen)	Erhöhung aerober/ anaerober Stoffwechselvorgänge	Hypertrophie		intramuskuläre Koordination	Hypertrophie Energiebereitstellung	intramuskuläre Koordination	intramuskuläre Koordination reaktive Spannungsfähigkeit
					Kontraktionsgeschwindigkeit		
Faserbeanspruchung	vorwiegend rote Fasern		alle Fasern		vorwiegend weiße Fasern (z. T. auch alle)		
Intensitätscharakter	extensiv		intensiv		explosiv		

Zum Maximalkrafttraining

Die Maximalkraft wird zum einen über die Muskelhypertrophie (Muskelaufbautraining = 1. Trainingsmethode zur Maximalkraft), zum anderen über die Verbesserung des synchronen Einsatzes möglichst zahlreicher motorischer Einheiten (intramuskuläres Koordinationstraining = 2. Methode zur Maximalkraftsteigerung) erreicht; die kombinatorische Verbindung beider Möglichkeiten wird ebenfalls angewendet (kombiniertes Training).

Muskelaufbautraining

Die in der methodischen Reihung erste Trainingsart zur Maximalkraftsteigerung ist das Muskelaufbautraining. Es wird vorwiegend im Fitneß-Training (mit 40–60%) und Bodybuilding (mit 40–80%) angewendet und ist vorzüglich zum Erreichen einer Muskelquerschnittsvergrößerung geeignet. Im Fitneß-Sport wird mit einer querschnittsvergrößerten Muskulatur das Ziel Gewichtszunahme und Kraftsteigerung realisiert. Im Bodybuilding hingegen werden über eine Muskelquerschnittsvergrößerung eine Muskelzunahme und entsprechende Proportionen zwischen bestimmten Muskelgruppen erreicht.

Des weiteren ist das Muskelaufbautraining auch eine Krafttrainingsmaßnahme im Grundlagen- und Aufbautraining des Leistungs- und Hochleistungssports und des Rehabilitationstrainings. So werden z. B. im Leistungssport in vielen Sportarten wie Ringen, Judo, Gewichtheben usw. Körperteile der Sportler auf Biegung und Knickung beansprucht. Als Konsequenz muß ein entsprechendes Verhältnis von Körperteillänge zu Körperteilquerschnitt vorliegen. In Fällen, in denen dieses Verhältnis nicht stimmt, kann eine schnelle Körperteilquerschnittsvergrößerung aufgrund von Muskelzuwachs vor gesundheitlichen Schäden, z. B. Schädigung der Wirbelsäule, schützen.

In Sportarten oder Disziplinen mit Gewichtsklasseneinteilung muß in der Regel das Gewichtslimit voll ausge-

Tab. 6: Muskelaufbautraining

Methode für welche Muskelfasertypen?	Trainingsparameter	Fitneß, Anfänger, gute Figur, Wohlbefinden	Fortgeschrittene, Hochleistungssportler
Methode für »rote«, langsamzuckende, ausdauernde Fasern (ST-Fasern)	Belastungshöhe (Intensität)	40–60% der momentanen maximalen Übungsbestleistungen	60–85%
	Wiederholungen	12–8	10– 5
	Sätze (Serien)	2–6	6–10
	Pausen zwischen den Sätzen	3–5 min	2– 4 min
	Bewegungstempo	langsam-zügig und ohne Unterbrechung	
Methode für »weiße«, schnellzuckende Fasern (FTG- und FTO-Fasern) (vgl. auch Muskelleistungsmethode, S. 30)	Intensität	30%	30–50%
	Dauer	10–15 s	20–40 s
	Sätze	1–2	3–6
	Pausen zwischen den Sätzen	5 min	2–4 min
	Bewegungstempo	schnellstmöglich und zyklisch-bewegend	

schöpft werden, um maximale Leistungen zu erbringen. Nimmt der Sportler zu einem Zeitpunkt an einem Wettbewerb teil, an dem er diese Forderung nicht erfüllen kann, da er z. B. in eine höhere Gewichtsklasse wechselt und seine Körpergewichtsentwicklung für diese Klasse noch nicht vollständig vollzogen ist, hat er mit erheblichen Nachteilen gegenüber der Konkurrenz zu rechnen. Auch hier kann eine schnelle Körpergewichtsentwicklung aufgrund von Muskelzuwachs vor Nachteilen schützen.

Voraussetzung für eine Muskelquerschnittsvergrößerung ist eine entsprechend lange Reizdauer, d. h., es muß mit hohen Wiederholungszahlen, die aber nur geringe bis mittlere Widerstandsgrößen zulassen, trainiert werden. Die Trainingsmethoden des Muskelaufbautrainings sind im einzelnen in Tabelle 6 dargestellt.

Intramuskuläres Koordinationstraining

Wie bereits erläutert, ist der untrainierte Mensch nicht in der Lage, eine sehr hohe Anzahl seiner motorischen Einheiten in der Muskulatur synchron zu aktivieren. Durch intramuskuläres Koordinationstraining kann dies jedoch erreicht werden. Dies führt bei Sportlern, die mit Krafttraining bereits vertraut sind, zu einem hohen und schnellen Kraftzuwachs. Daß es bei dieser Trainingsart zu keinem bzw. evtl. nur zu geringem Muskelzuwachs kommt, ist durch die submaximalen und maximalen Belastungen bedingt, die nur geringe Wiederholungszahlen und somit auch nur eine kurze Reizdauer zulassen. Mangels Muskelzuwachs kann in diesem Fall der zu erwartende Kraftgewinn nur auf eine Verbesserung von nervalen und biochemischen Faktoren zurückgeführt werden.

Voraussetzung für eine Aktivierungsbzw. Innervationserhöhung motorischer Einheiten ist ein Krafttraining mit Belastungen ab 80–100 und mehr Prozent der aktuellen maximalen Kraftfähigkeiten (über 100% ist nur möglich bei exzentrischer Muskelarbeitsweise). Um einen Anpassungseffekt des neuromuskulären Systems bzw. eine Leistungssteigerung zu gewährleisten, muß z. B. die Belastungsgröße von 80% in 5–8 Sätzen mit 5–6 Wiederholungen trainiert werden. Für Ungeübte kommt daher ein intramuskuläres Koordinationstraining nicht infrage.

Für eine optimale Erhöhung der intramuskulären Koordination ist eine große

Tab. 7: Intramuskuläres Koordinationstraining *

Trainingsparameter	Fitneß, Anfänger	Fortgeschrittene, Hochleistungssportler
Belastungshöhe (Intensität)	nicht geeignet	80–95/100%
Wiederholungen		6–1
Sätze (Serien)		6–10 **
Pausen zwischen den Sätzen		3–5 min
Bewegungstempo		zügig

Anmerkungen:
* Intramuskuläre Koordinationsverbesserung wird auch mit Trainingsformen zur **Reaktivkraftsteigerung** (vgl. S. 30) und mit dem **Explosivkrafttraining** (vgl. S. 30) erreicht.
** Je höher die Intensität ist, desto mehr Sätze müssen trainiert werden, da sonst die Gesamtzahl der Trainingsreize zu gering ist.

Querschnittsfläche der kontraktilen Muskelfasern, insbesondere der weißen, schnellen Fasern, Voraussetzung. Für die Praxis bedeutet dies, daß für alle Sportler, die auf der Basis einer individuell ausgeprägten Maximalkraft ein hohes Schnellkraftniveau benötigen, zunächst die Maximalkraft in einem ersten Schritt über die Vergrößerung der Querschnittsflächen erarbeitet und in einem zweiten eine Verbesserung der intramuskulären Koordination erreicht werden muß. Erst die Aneinanderreihung bzw. sinnvolle Ergänzung von Muskelaufbautraining und intramuskulärem Koordinationstraining ergibt die eigentliche Maximalkraft. Mit der Tab. 7 (S. 27) ist die Trainingsmethode zur intramuskulären Koordinationsverbesserung dargestellt.

Kombiniertes Maximalkrafttraining

Die Basis dieser Trainingsart ist eine Kombination beider biologischer Möglichkeiten zur optimalen Maximalkraftsteigerung, nämlich zum einen durch Hypertrophie der Muskulatur als Folge eines Trainings mit geringen Widerständen und hoher Wiederholungszahl und zum anderen durch Verbesserung der intramuskulären Koordination als Folge eines Trainings mit hohen Widerständen und geringen

Wiederholungsfolgen. Methodisch wird dies mit dem sog. Pyramidentraining erreicht.

Beim Pyramidentraining wird je nach Zielstellung mit 5–8 Übungen und 5–8 Sätzen pro Übung und Trainingseinheit trainiert.

Bezüglich der Zielstellung kann einmal der Kraftzuwachs primär durch Hypertrophie der Muskulatur angestrebt werden (geringere Intensitäten und höhere Wiederholungszahlen; stumpfe Pyramide, vgl. Abb. 13), zum anderen primär durch Verbesserung der intramuskulären Koordination (höhere Intensitäten und geringere Wiederholungen; spitze Pyramide bzw. normale oder auch doppelte Pyramide, vgl. Abb. 13).

Nach den Periodisierungsprinzipien wird ein Krafttraining mit Maßnahmen zur Muskelhypertrophie begonnen. Stehen z. B. nur 4 Wochen für ein Pyramidentraining zur Verfügung, wird 2 Wochen ein abgestumpftes und 2 Wochen ein normales Pyramidentraining angewendet.

Zum Kraftausdauertraining

Wie bereits erwähnt, ist das Kraftausdauervermögen eine Kombinationseigenschaft aus Kraft- und Ausdauerfähigkeiten.

Abhängig von den sportartspezifischen

Abb. 13

Pyramidentrainingsbeispiele: a normale Pyramide, b abgestumpfte, c doppelte (aus: EHLENZ et al. 1987, 109)

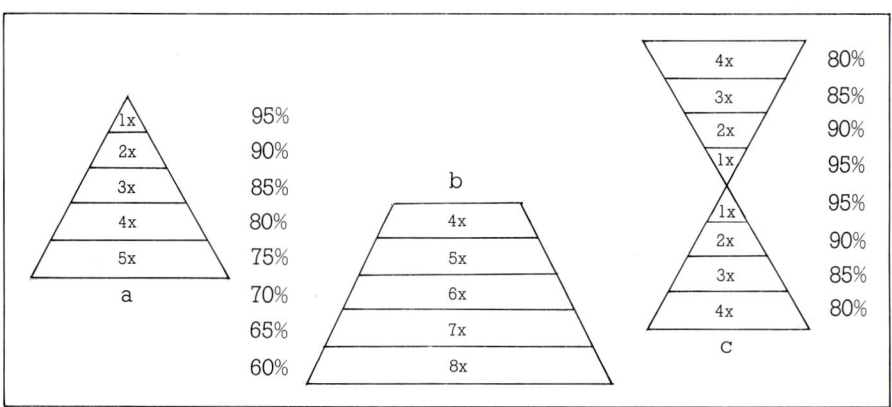

Tab. 8: Trainingsmethoden zur mittelintensiven Kraftausdauer

Methode	Trainingsparameter	Anfänger, Fitneß	Fortgeschrittene, Hochleistungssportler
Phasenhaftes oder komplexes Training sportartspezifischer Bewegungsabläufe mit Zusatzlasten	Belastungshöhe (Intensität)	20–30%	30–60%
	Wiederholungszahlen	30–20	100–20
	Sätze	2–4	4–10
	Pausen zwischen den Sätzen	1–2 min	1 min
	Bewegungstempo	langsam	langsam
Circuit-Training	Stationen	6–12, jeweils andere Muskelgruppen	
	Belastungszeiten	20 s	40–60 s
	Pausen zwischen den Stationen	40–80 s	20–40 s
	Serien	1–3	3–6
	Pausen zwischen den Serien	3–5 min	2–3 min

Erfordernissen können für Kraftausdauerleistungen einmal Kraft- und Ausdauerfähigkeiten in gleichen, zum anderen aber auch in unterschiedlichen Ausprägungen erforderlich sein. Werden hohe Kraftfähigkeiten bei nur geringen Ausdauerfähigkeiten benötigt, spricht man nach neuesten Untersuchungen (vgl. PACH 1990) von *hochintensiver Kraftausdauer*. Etwa gleiche Anforderungen an Kraft- und Ausdauerfähigkeiten bezeichnet man als *mittelintensive Kraftausdauer*, wobei hier zwischen statischer und dynamischer Muskelarbeitsweise unterschieden werden sollte. Werden als dritte Möglichkeit hohe Ausdauerfähigkeiten mit geringen Kraftfähigkeiten benötigt, so handelt es sich hierbei nahezu um eine reine lokale aerobe statische bzw. dynamische Ausdauer. Bei statischer Muskelarbeitsweise beginnt diese Ausdauer unterhalb 30% des maximalen Krafteinsatzes und mit dynamischer Muskelarbeitsweise ca. unterhalb 50–30% des maximalen Krafteinsatzes. Diese Ausdauerfähigkeiten werden mit Maßnahmen zur Steigerung der aeroben Kapazität trainiert (Langzeitkraftausdauertraining).

Hochintensive Kraftausdauer

Da die Energiebereitstellung für Kraftausdauerleistung mit hoher Kraftbeanspruchung fast ausschließlich anaerob erfolgt, ist ein spezielles Kraftausdauertraining hier nicht erforderlich. Eine Steigerung dieser hochintensiven Kraftausdauer erfolgt durch die Trainingsmaßnahmen zur Maximalkraftsteigerung (vgl. S. 25–28).

Mittelintensive, statische und dynamische Kraftausdauer

Da hier Ausdauerfähigkeit und Kraftfähigkeit gleichrangig sind, d. h., die Energiebereitstellung anteilig aerob und anaerob erfolgt, sind folgende Trainingsmaßnahmen möglich:
● Muskelaufbau- und intramuskuläres Koordinationstraining,
● Training der aeroben Kapazität und
● gemischte Trainingsmethoden wie in Tab. 8 dargestellt.

Zum Schnellkrafttraining

Viele Sportarten wie beispielsweise Leichtathletik, alle Spiele, Kampfsportarten, Skilauf u. a. enthalten Bewegungen, die mit einem hohen Kraftstoß in einer bestimmten Zeitspanne reali-

Tab. 9: Schnellkrafttrainingsmethoden

Trainingsmethode, Trainingsart	Anpassungswirkung	Trainingsparameter	Fortgeschrittene, Hochleistungssportler	Anfänger, Fitneß
Muskelleistungstraining	Hypertrophie der »weißen« Muskelfasern, Verbesserung der lokalen Energiebereitstellung, Kontraktionsgeschwindigkeit	Intensität	30–50%	20–30%
		Belastungsdauer	20–40 s	10–15 s
		Sätze	3–5	1–2
		Pausen zw. den Sätzen	3 min	5 min
		Bewegungstempo	schnellstmöglich	schnellstmöglich
Explosivkrafttraining	Intramuskuläre Koordination, Kontraktionsgeschwindigkeit	Intensität	0–60%	nicht geeignet
		Wiederholungen	5–6	
		Sätze	2–6	
		Pausen zw. den Sätzen	2 min	
		Bewegungstempo	explosiv	
Reaktivkrafttraining	Reaktive Spannungsfähigkeit, intramuskuläre Koordination, Kontraktionsgeschwindigkeit	Intensität	bis 150%	nicht geeignet
		Wiederholungen	6–10	
		Sätze	2–6	
		Pausen zw. den Sätzen	2 min	
		Bewegungstempo	explosiv	
Sportartspezifisches Schnelligkeitstraining	Kontraktionsgeschwindigkeit, intermuskuläre Koordination (= Technik)	Intensität	Ausführen von Bewegungsformen der Wettkampfdisziplin nur mit dem eigenen Körper- bzw. Wettkampfgerätegewicht (z. T. auch erleichtert)	
		Wiederholungen	6–10	6
		Sätze	6–10	3–6
		Pausen	2–3 min	3–5 min
		Bewegungstempo	schnellstmöglich	schnellstmöglich

Anmerkung: Die Methoden sollten wechselweise angewendet werden. Periodisch kann das Schnellkrafttraining nach der Maximalkrafttrainingsphase oder auch parallel zur Maximalkraftentwicklung durchgeführt werden.

siert werden müssen. So haben z. B. gute Sprinter eine Stützphase in den Sprintschritten von ca. 100–130 ms, Weit- und Hochspringer eine von ca. 120–190 ms und Boxer, Fechter und andere Kampfsportler müssen ähnlich schnellkräftige Bewegungen in ihren Disziplinen, wenn sie von Erfolg gekrönt sein sollen, ausführen.

Zur Realisierung solch schneller Bewegungen sind sehr hohe Kontraktionsgeschwindigkeiten (Frequenzierung) der weißen, schnellzuckenden Muskelfasern und hohe Rekrutierungsabfolgen (intramuskuläre Koordination) notwendig. Voraussetzung ist ein optimales koordinatives Zusammenspiel derjenigen Muskulatur, die für die betreffende Bewegung leistungsbestimmend ist (intermuskuläre Koordination). In vielen dieser sehr schnellen Bewegungen kommt außerdem der sog. Dehnungs-

Verkürzungs-Zyklus (vgl. S. 14) zum Tragen, so daß die reaktive Spannungsfähigkeit ebenfalls eine große Rolle spielt.

Erreicht werden diese Komponenten durch folgende *Trainingsmaßnahmen*:

• Zunächst sollte eine individuelle optimale Maximalkraft, bestehend aus einer entsprechenden Muskelquerschnittsvergrößerung und einer intramuskulären Koordination, aufgebaut werden.

• Im Anschluß an die Maximalkrafttrainingsmaßnahmen, insbesondere an die der intramuskulären Koordinationsverbesserung, sollten Trainingsmethoden angewendet werden, die in ihrer Summe eine optimale Schnellkraft herausbilden.

Diese Trainingsmethoden, die in der Tab. 9 dargestellt sind, erbringen im einzelnen folgende Verbesserungen: Eine Steigerung der Hypertrophie der schnellzuckenden Muskelfasern, eine lokale aerobe und anaerobe Energiebereitstellung, eine weitere Steigerung der intramuskulären Koordination, eine Erhöhung der reaktiven Spannungsfähigkeit (Übungen siehe Tab. 10), eine Kontraktionsgeschwindigkeitssteigerung sowie eine verbesserte intermuskuläre Koordination (Technik- und Schnelligkeitsverbesserung).

Wichtig bei diesen Trainingsmaßnahmen ist, daß alle Trainingsübungen zur Verbesserung und Erhaltung der Schnellkraft stets den Bewegungsabläufen der Wettkampfdisziplin angepaßt sein müssen; das bedeutet, daß vorwiegend die Wettkampfbewegung selbst im Vordergrund stehen sollte bzw. alle Teil- und Imitationsbewegungen jeweils die Bewegungsrichtungen hinsichtlich Verlauf und Muskeleinsatz der Wettkampfdisziplin enthalten müssen.

Zur Anwendung verschiedener Muskelarbeitsweisen

Im Sinne der Variabilität des Trainings bzw. zur Erhaltung der Muskelkraft können die verschiedensten Muskelarbeitsweisen eingesetzt werden. Vorwiegend handelt es sich hierbei um isometrische, exzentrische und isokinetische »Übungen«. Der unterschiedliche Einsatz dieser Muskelarbeitsweisen ist aus Tab. 11, S. 32 ersichtlich.

Richtige Pausengestaltung und Regenerationsmaßnahmen

Die Stoffwechselprozesse beim Muskeltraining betreffen vorwiegend die anaerob-alaktazide und anaerob-laktazide Energiebereitstellung. Meistens kommt es hierbei zu keiner Milchsäurebildung oder höchstens bis zu 6 mmol Laktat pro Liter Blut (vgl. S. 12–13). Zur Wiederherstellung des für die ATP-Resynthese notwendigen Kreatinphosphats nach einer Belastung reicht bei einer guten aeroben Grundlagenkapazität eine Zeit von 30–90 s aus, so daß diese Zeit für eine *Pausengestaltung* zwischen den zu trainierenden Sätzen genügt (beim Anfänger etwas länger; vgl. Tab. 12, S. 32).

Zwischen zwei Trainingseinheiten sollten beim Anfänger mindestens 2 Tage liegen, bei Hochtrainierten genügen 6–24 Stunden.

Tab. 10: Reaktivkraft-Trainingsformen

Disziplinnahe Bewegungsformen	Wiederholungen	Serien
Tiefsprünge (aus verschiedenen Höhen)	10	3–5
Sprungübungen (Schritt-, Hock-, Hinksprünge)	10	3–5
Ein-, beidbeiniges Hüpfen	30	3
Hopserlauf	50	3

Tab. 11: Die Anwendung unterschiedlicher Muskelarbeitsweisen

Muskel-arbeitsweise	Übungsausführung	Trainingsparameter	Anwendung
Isometrisch	haltend (statisch)	Intensität: 30–100% Anspannungszeit: 6–8 s Wiederholungen: 6–15 Pausen: 30–60 s Anspannungszeit bis 10 min	Rehabilitation, Fitneß Leistunssport
	Elektrostimulation	Reizdauer: 10 s Wiederholungen: 10 Pausen: 50 s	Rehabilitation Fitneß Leistungssport
Exzentrisch	nachgebend, »dynamisch-negativ«	Intensität: 100–130% Wiederholungen: 3–4 Sätze: 5–6 Pausen: 4 min	Leistungssport
Isokinetisch	gleichmäßig bewegend (nur an Spezialgeräten)	Intensitäten und Wiederholungen je nach Leistungs-fähigkeit	Rehabilitation Fitneß z. T. auch Leistungs-sport (z. B. Schwimmen)

Wichtige *Regenerationsmaßnahmen* sind:
- Unmittelbar nach einem Muskeltraining: Abwärmen (cool down) durch Stretching (vgl. S. 45);
- zusätzlich 1- bis 2mal pro Woche: Sauna, Massagen, Solarien, Entmüdungsbäder;
- richtige Ernährung!

Tab. 12: Mögliche Regenerationszeiten nach Kraftbelastungen (aus: EHLENZ et. al. 1987, 49)

	Regenerationszeit zwischen Sätzen	Regenerationszeit zwischen Trainingseinheiten
Anfänger	2–5 min	ca. 12–18 Stunden
Leistungs- und Hochleistungssportler	1–2 min	ca. 3–6 Stunden

Anmerkung: Diese Zeiten gelten für eine ca. 90%ige Regeneration; vollständige Regenerationen dauern zum Teil wesentlich länger – bei Anfängern z. B. nach einer anstrengenden Trainingseinheit bis zu 84 Stunden.

Dehnung und Dehnungstrainings- methoden

Dehnfähigkeit – Beweglichkeit

Die Dehnfähigkeit bezieht sich auf Muskeln, Bindegewebe, Gelenkkapseln, Bänder und Sehnen. Sie ist neben der aufgrund der von Natur aus gegebenen Form der Gelenke (Gelenkigkeit) ein Teil der im täglichen Leben und insbesondere im Sport wichtigen Beweglichkeit (Flexibilität). Wie mehrfach erwähnt, ist eine optimale Muskelausbildung – ein richtiges Muskeltraining – eine Kombination aus Kraft- und Dehnungstraining.

Wichtiges zum Dehnungstraining (Stretching)

Beim Dehnungstraining kommt es zur Beeinflussung von Rezeptoren in Muskeln und Sehnen, und zwar zur Beeinflussung des sog. Streck- und des sog. Antistreckreflexes.

Wie funktioniert der Streckreflex?

Unter Streckreflex ist ein Schutzmechanismus zu verstehen, der in fast allen Muskeln auslösbar ist. In den Muskeln sind kleine Rezeptoren, sog. Muskelspindeln, eingelagert, die ständig als Spannungs- und Dehnungsmesser tätig sind. Kommt es zur Dehnung des Muskels, so werden auch die in ihm eingelagerten Muskelspindeln gedehnt, die dann ihrerseits sofort über eigene Nervenbahnen Informationen zum Rückenmark senden. Über die im Rückenmark befindliche Synapse wird der Impuls der Muskelspindel umgeschaltet und über die motorischen Nerven als Kontraktionsbefehl dem Muskel zugeleitet (vgl. Abb. 14). Durch den sich zusammenziehenden Muskel nimmt die Spannung der Muskelspindel ab, und sie hört nun ihrerseits damit auf, weitere Impulse zum Rückenmark zu senden.

Auch die sog. γ-Schleife (vgl. Abb. 14) kann zur veränderten Sensibilität der Muskelspindel beitragen. Erhöht sich nämlich die γ-Aktivität, führt diese wiederum zur gesteigerten Empfindlichkeit der Muskelspindel. Z. B. Wettkampfangst, Schmerz usw. können die γ-Stimulierung erhöhen und damit den Muskeltonus steigern.

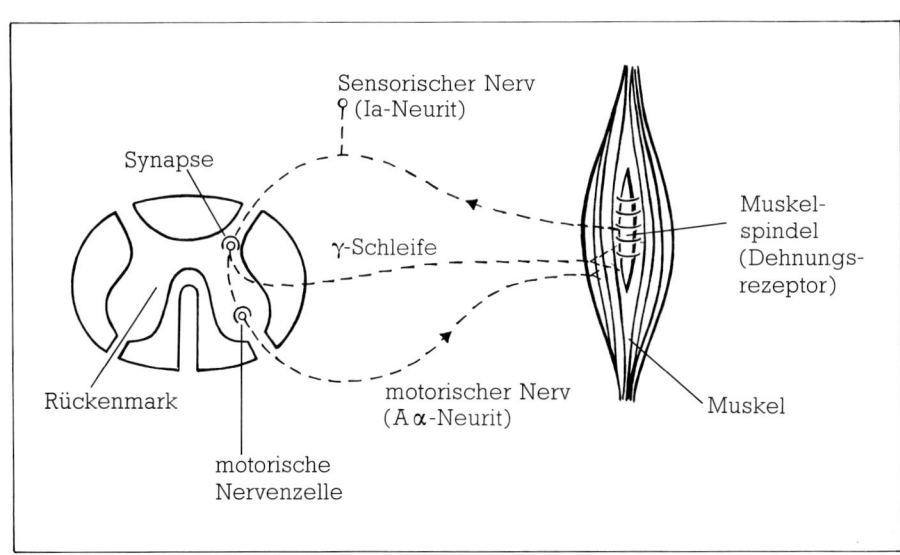

Abb. 14

Streckreflex

Um während des Dehnens die γ-Nerven nicht zu aktivieren, ist es wichtig, ruhig, entspannt und ohne Zeitdruck zu stretchen. Während der Ausatmung erreicht man dabei den größten Dehnungseffekt.

Der Antistreckreflex
Nicht nur im Muskel befinden sich Spannungsrezeptoren (Muskelspindeln), sondern auch an den Sehnen (sog. Golgiorgane). Diese allerdings reagieren erst auf stärkste Dehnungsreize, und zwar im Sinne der Eigenhemmung. Wird ein Muskel so stark gedehnt, daß die Gefahr einer Schädigung besteht, führt dies zur Aktivierung der Sehnenrezeptoren. Diese leiten ihrerseits ebenfalls Impulse zum Rückenmark und lösen dort die Hemmung des motorischen Nerv für den Muskel aus (vgl. Abb. 15). Diese Eigenhemmung (oder auch autogene Inhibition), die die gesamte Muskelkontraktion hemmt, ist wie gesagt als Schutzmechanismus zu verstehen, um durch Entspannung die Muskeln und Sehnen gegen Zerrungen und Überlastungen zu schützen.

Ziel des Stretchings
Ziel des Stretchings ist, durch langsames, ruhiges Dehnen, die Muskelspindel nicht zu aktivieren, und somit die Reizschwelle der Sehnenspindel zu erreichen, die dann durch ihre Eigenhemmung die größtmögliche Dehnung des Muskels (»Entspannung« bereits aktivierter Muskelspindeln) zuläßt.

Die Wichtigkeit der exakten Dehnung
Jeder Muskel oder jede Muskelgruppe hat ganz bestimmte Funktionen. Selten ist ein Muskel ein reiner Beuger oder Strecker. In den allermeisten Fällen hat er zwei oder mehr Funktionen. Um ganz spezifisch auf einen Muskel oder eine Muskelgruppe eingehen zu können, ist es von ausschlaggebender Bedeutung, alle Bewegungskomponenten in die Dehnungsausführungen einzubeziehen. Z. B. durch Strecken des Hüftgelenkes und Beugen im Knie wird der Musculus rectus femoris, der über zwei Gelenke (nämlich Hüfte und Kniegelenke) zieht, gedehnt. Der Einfachheit halber streckt man hierbei zuerst maximal das Hüftgelenk, um anschließend durch die

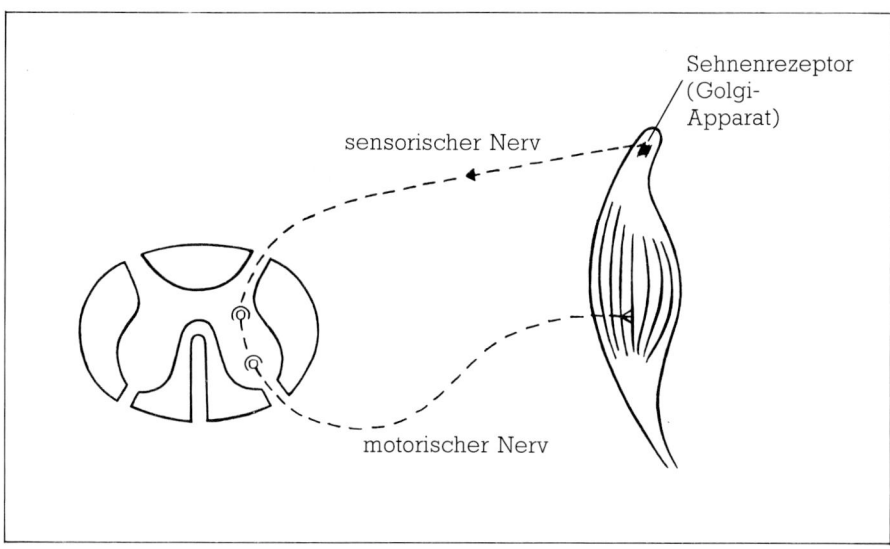

Sehnenrezeptor (Golgi-Apparat)

sensorischer Nerv

motorischer Nerv

Abb. 15
Golgi-Rezeptoren

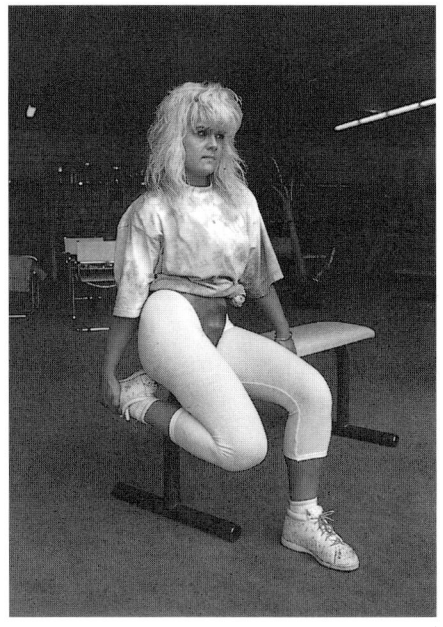

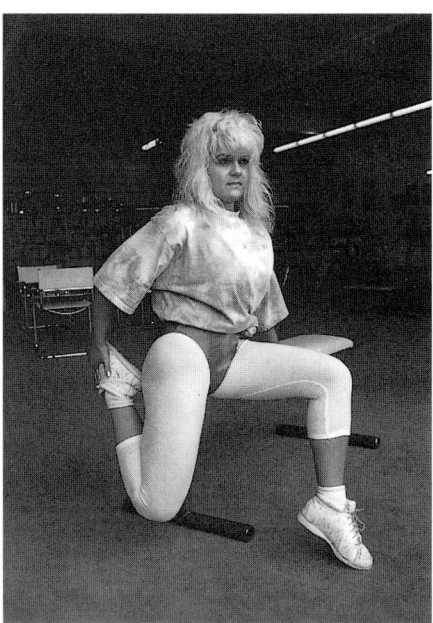

Abb. 16

Streckung des Hüft-
gelenkes und
Beugung des Kniege-
lenkes
1 = Ausgangsstellung
2 = Endstellung

Beugung des Kniegelenkes eine ganz dosierte Dehnung im Musculus rectus femoris ausüben zu können (vgl. Abb. 16).

Wann und wie oft sollte man dehnen?

Die Muskelkraft nutzt dem Sportler wenig, wenn er diese nicht gleichzeitig über gute Dehnfähigkeit zum Einsatz bringen kann. Auch führt nur dann die sich somit ergebende Beweglichkeit zu besseren sportlichen Ergebnissen, wenn die Muskulatur imstande ist, das Gelenk in jeder Bewegungsphase zu stabilisieren.

Kraft und Dehnung ergänzen sich gegenseitig und sollten auch sinnvoller-weise in einer Trainingseinheit zusam-mengefaßt werden.

Tageszeit: Grundsätzlich ist Power-Stretch jederzeit möglich, nur sollte man sich nach dem Essen 2–3 Stunden Zeit lassen, bevor man mit dem Training beginnt. Es gibt tageszeitliche Höhe-punkte, an denen die Leistungsbereit-schaft besonders groß ist (vgl. Abb. 17, S. 36) und auch besondere Trainings-effekte erzielt werden können.

Vor dem Krafttraining: Ganz konkret sollte vor dem Krafttraining die Musku-latur nur so weit vorgedehnt werden, daß sie den bestmöglichen Wirkungs-grad erreichen kann. Aktin- und Myosin-filamente sollen sich noch so weit über-lappen, daß eine maximale Zahl von Brückenbildungen möglich ist (vgl. Abb. 18, S. 36).

Ein aufgewärmter, nicht überdehnter Muskel stellt die optimale Ausgangs-position für Muskeltraining dar. Der Muskel und sein Antagonist sollten vor dem Krafttraining 2- bis 3mal 10–15 s lang gedehnt werden, wobei jeder Trai-nierende nach und nach seine indivi-duelle Dehnzeit herausfinden muß. *Be-sonderer Wert ist darauf zu legen, daß Agonist und Antagonist gedehnt werden.*

Gerade durch verkürzte (phasische) Antagonisten kann die Kontraktion des

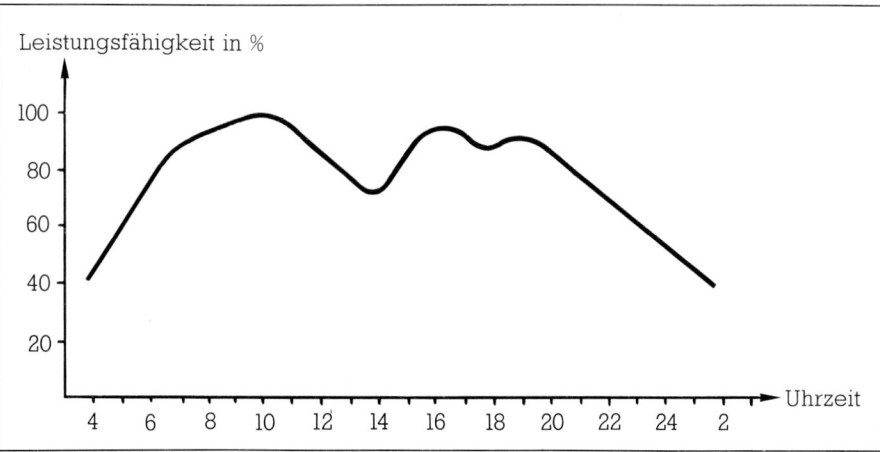

Abb. 17

Schema der biorhythmisch bedingten Leistungsschwankungen im Tagesverlauf (aus: GROSSER et al.: 1989, 40)

Agonisten stark behindert werden. Die Antagonisten dürfen vor dem Krafttraining intensiver gedehnt werden als ihre Agonisten.

Während des Krafttrainings: Zwischen lokalen Kraftbeanspruchungen ist es sinnvoll, den Muskel wieder auf seine Ausgangslänge aufzudehnen. Bei komplexer intensiver Kraftbeanspruchung, d. h. nach einem Satz, sollte stets in den Pausen die Muskulatur, welche die Hauptarbeit geleistet hat, kurz gedehnt werden. Zwischen den Sätzen reicht ein 1- bis 2maliges 10 s langes Dehnen.

Nach dem Krafttraining: Ein gründliches Dehnen ist nach Ende des Trainings besonders notwendig, um die zur Verkürzung neigende Muskulatur vorteilhaft zu beeinflussen und die Regenerationsprozesse einzuleiten. Das Nachstretchen erfordert ein 10–30 s langes Dehnen bei bis zu 5maliger Wiederholung der wichtigsten Muskelgruppen.

Den besonders verkürzten Muskeln sollte man sich gleich zu Beginn des Dehnens widmen, denn nur so wird die Muskulatur die erforderliche Aufmerksamkeit erfahren, die nötig ist, um die Elastizität zu verbessern.

Dehnungstrainingsmethoden – Stretching

Aus der Vielzahl der unterschiedlichen Dehnmethoden haben sich drei Techniken besonders bewährt.

Passives Stretching

Dies ist Dehnen mit einem Partner, der das Gelenk passiv in die Dehnstellung bewegt oder in dem der Übende selbst die Dehnung der Muskulatur provoziert. Aus der Ausgangsstellung heraus dehnt der Sportler selbst den Muskel sanft und langsam bis zu jenem Punkt, an dem in der Muskulatur eine deutliche Spannung

Abb. 18

Verschiedene Dehnungsstufen von Sarkomeren

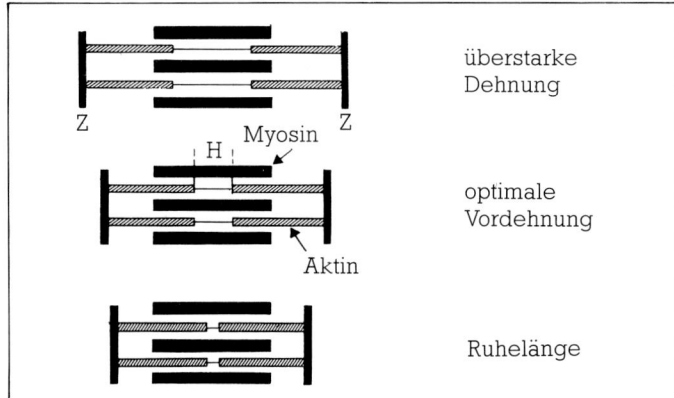

überstarke
Dehnung

optimale
Vordehnung

Ruhelänge

spürbar wird. Dann sollte er ca. 10–30 s in dieser Position verweilen und sich mit der Dehnung an die Spannung der Muskulatur anpassen. Jeder einzelne muß hierbei das für ihn selbst individuelle Maß der Spannung herausfinden, um somit den für ihn größtmöglichen Erfolg zu erfahren. Die Dehnung sollte 3- bis 5mal wiederholt werden.

Postisometrische Relaxation

Aus der Bewegungstherapie hat sich mit der postisometrischen Relaxation eine der effektivsten Möglichkeiten des Dehnens entwickelt. Postisometrische Relaxation besagt, daß nur ein maximal angespannter Muskel sich hinterher auch maximal entspannen kann.

Aus der Ausgangsstellung heraus beginnt man mit der isometrischen Anspannung des zu dehnenden Muskels ca. 5–10 s. Anschließend löst man die Spannung für 1–2 s und geht sofort in die Dehnung über, die dann ca. 10–20 s dauert. Meist reicht ein 2- bis 5maliges Wiederholen dieser Abfolge.

Diese Methode kann auch als Anspannen – Entspannen – Dehnen bezeichnet werden.

Anspannen des Antagonisten, danach anschließendes Dehnen des Agonisten

Durch Anspannen des Antagonisten kommt es zur reflektorischen Hemmung des Agonisten, der durch diese Tonussenkung effektiver dehnbar wird. Aus der Ausgangsstellung heraus spannt man den Antagonisten 5–7 s lang an, um anschließend sofort in die Dehnung des Agonisten überzugehen; dies dauert dann ca. 10–20 s.

Grundprinzipien des Stretchings

- Tragen Sie bequeme Bekleidung.
- Sie sollten nicht frieren.
- Verschieben Sie Ihre Unterhaltung auf später.
- Sanft, weich und mild dehnen.
- Es darf nie weh tun.

- Konzentrieren Sie sich auf den zu dehnenden Muskel.
- Fühlen Sie sich in den Muskel hinein.
- Ruhig und gleichmäßig atmen – während der Ausatmung ist die größte Dehnung erreichbar.

Muster einer Power-Stretch-Trainingseinheit

A Aufwärmen

(Warm-up; Muster vgl. S. 38 ff.): ca. 20 min.

1. Kreislaufbelebung; Joggen/Ergometer/Laufband: ca. 5–10 min.
2. Stretchingübungen für die Hauptmuskelgruppen: ca. 10 min.
3. Muskuläre Spannungserhöhungsübungen und neuromuskuläre Stimulationsübungen (sportartspezifisch, z. B. Sprungübungen, Kraftübungen mit geringerer Intensität); Auslockern ca. 3–5 min.

B Kraftübungen

(Auswahl nach anatomischen Gesichtspunkten; vgl. S. 49–111) mit eingeschalteten Stretchingübungen: 30–50 min.

- 6–10 Kraftübungen mit jeweils 3–25 Wiederholungen und 2–6 Sätzen (detaillierte Darstellung vgl. S. 112–119).
- Stretchingübungen nach jedem Satz bzw. vor einer neuen Übung, und zwar für die Agonisten und Antagonisten; leichtes Dehnen.

C Abwärmen

(Cool-down; vgl. S. 45): ca. 10 min.

1. Nochmaliges Stretchen der Hauptmuskelgruppen (Übungen wie im Aufwärmen) zur Reduktion der Kontraktionsrückstände und zur Einleitung und damit Verkürzung der Regenerationszeit.
2. Eventuell sportartspezifische Koordinationsübungen.

Muster eines richtigen Aufwärmens

1. Teil des Aufwärmens
Kreislaufstimulation: ca. 5–10 min.

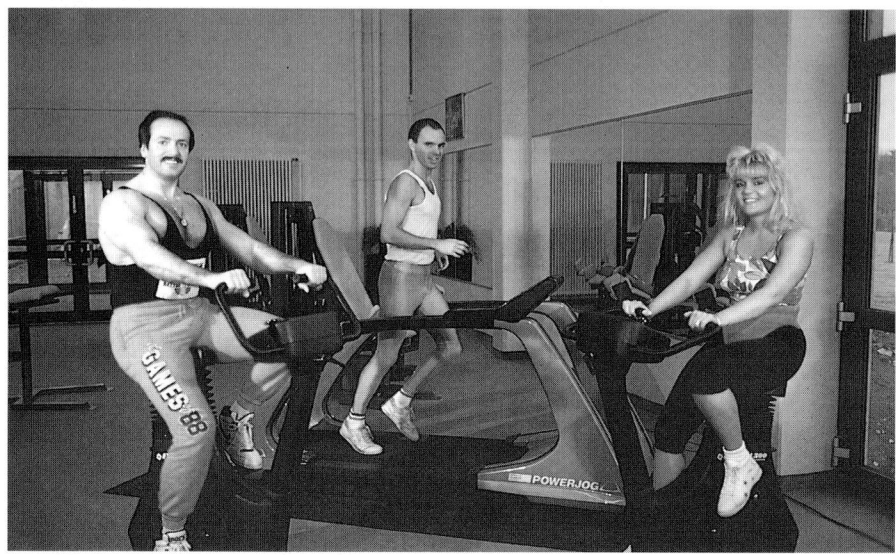

A 1
Ergometer, Laufband, ca. 5–8 min.

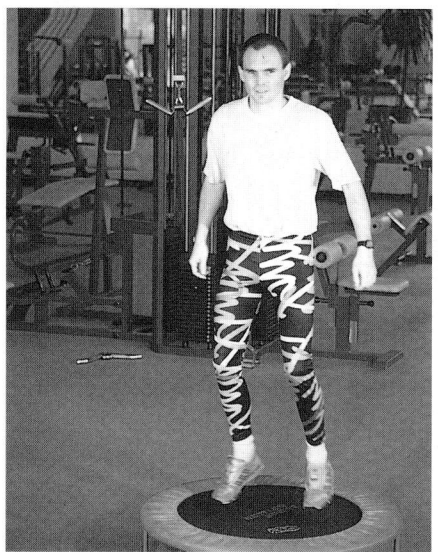

A 2
Trampolinspringen.

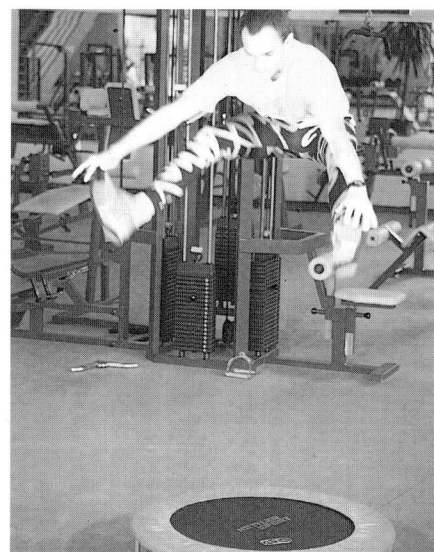

A 3
Gesteigertes Trampolinspringen.

2. Teil des Aufwärmens

Stretchen der Hauptmuskelgruppen (je Übung 1–2mal).

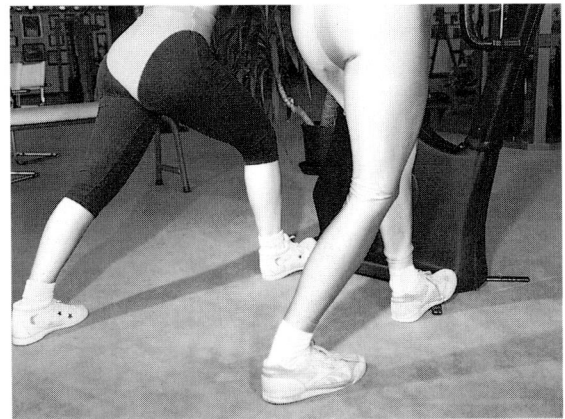

A 4

Dehnung des M. trizeps surae (oberflächliche Wadenmuskulatur links und tiefe rechts).

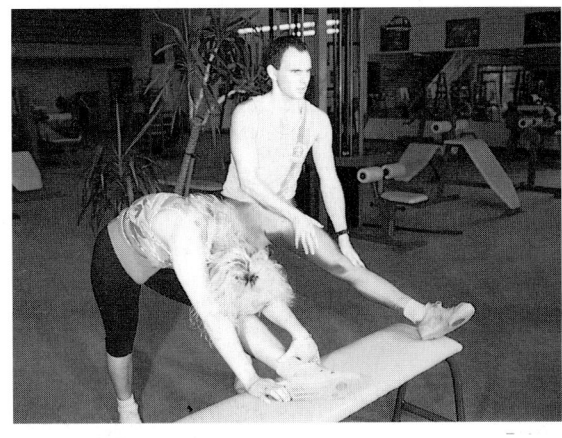

A 5

Dehnung des M. biceps femoris u. a. (Hamstrings), Ausgangsstellung rechts, Endstellung links.

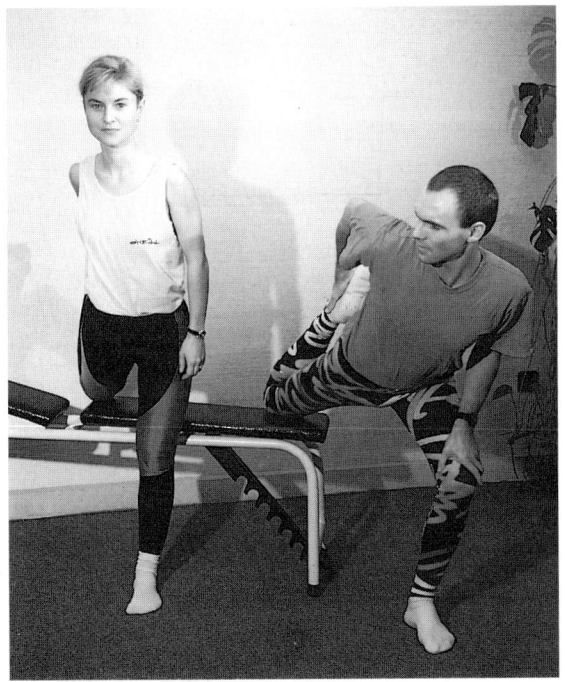

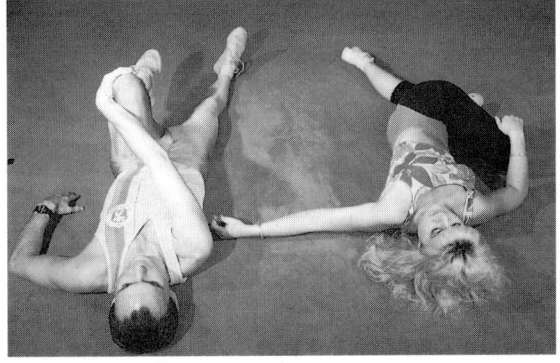

A 7

Dehnung des M. glutaeus maximus, M. erector trunci, der Mm. obliqui abdominis, Ausgangsstellung links, Endstellung rechts.

A 6

Dehnung des M. quadriceps femoris, Ausgangsstellung links, Endstellung rechts.

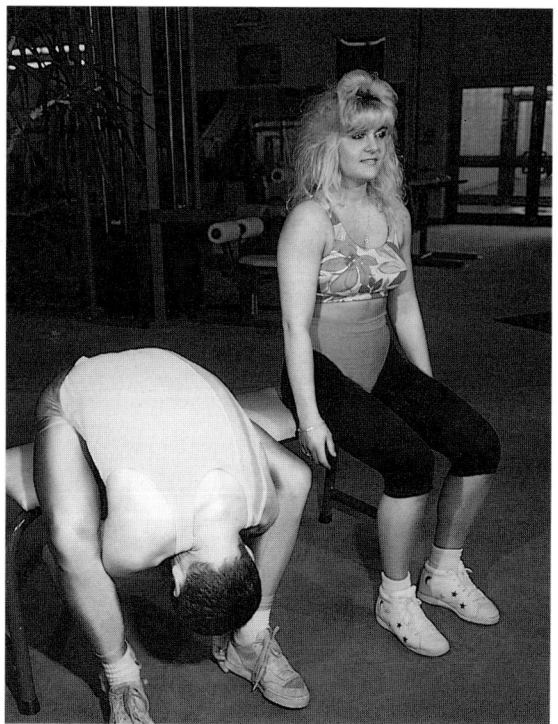

A 8
Dehnung des M. erector trunci u. a., Ausgangsstellung rechts, Endstellung links.

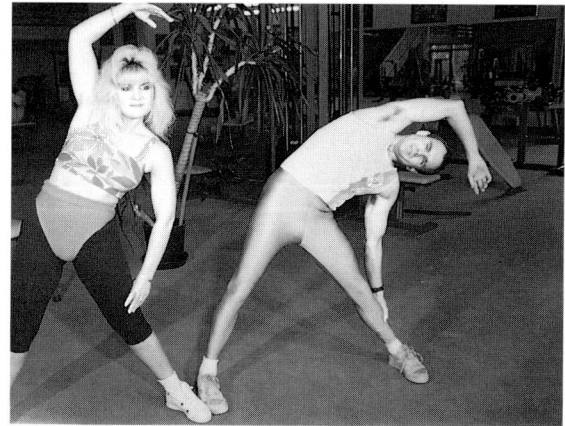

A 9
Dehnung des M. latissimus dorsi, des M. teres major, der Mm. intercostales u. a., Ausgangsstellung links, Endstellung rechts.

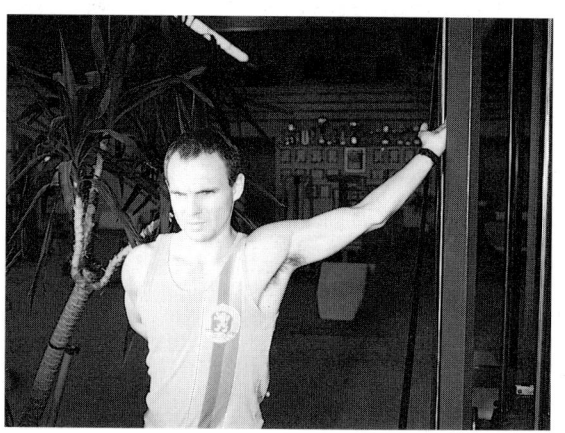

A 10
Dehnung des M. pectoralis major, Endstellung.

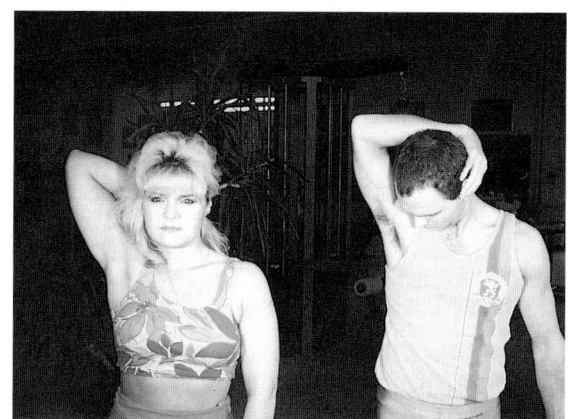

A 11
Dehnung des M. trapecius pars descendens u. a., Ausgangsstellung links, Endstellung rechts.

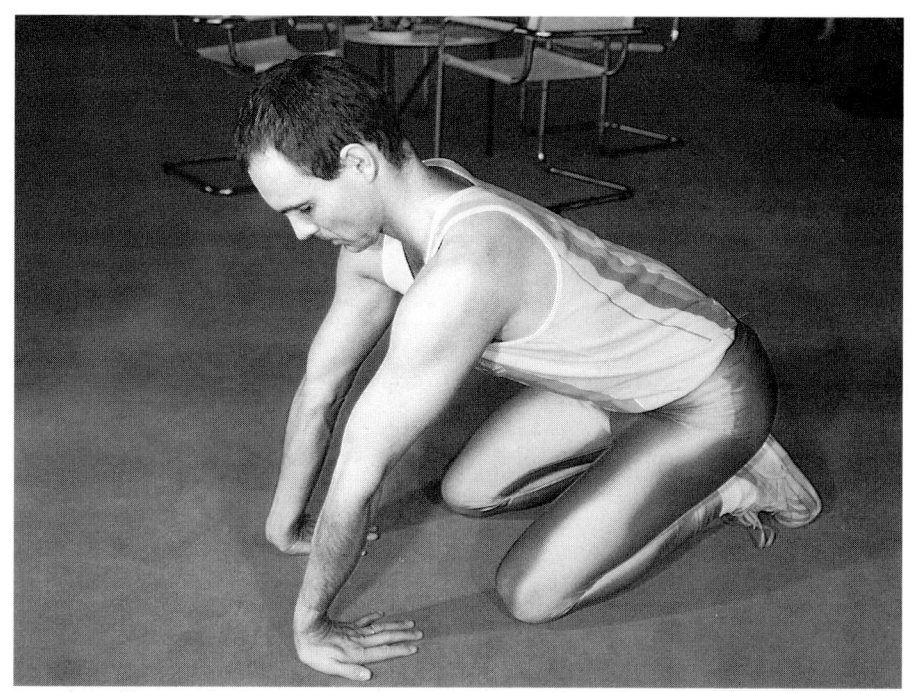

A 12
Dehnung der
Mm. flexores carpii
u. a.

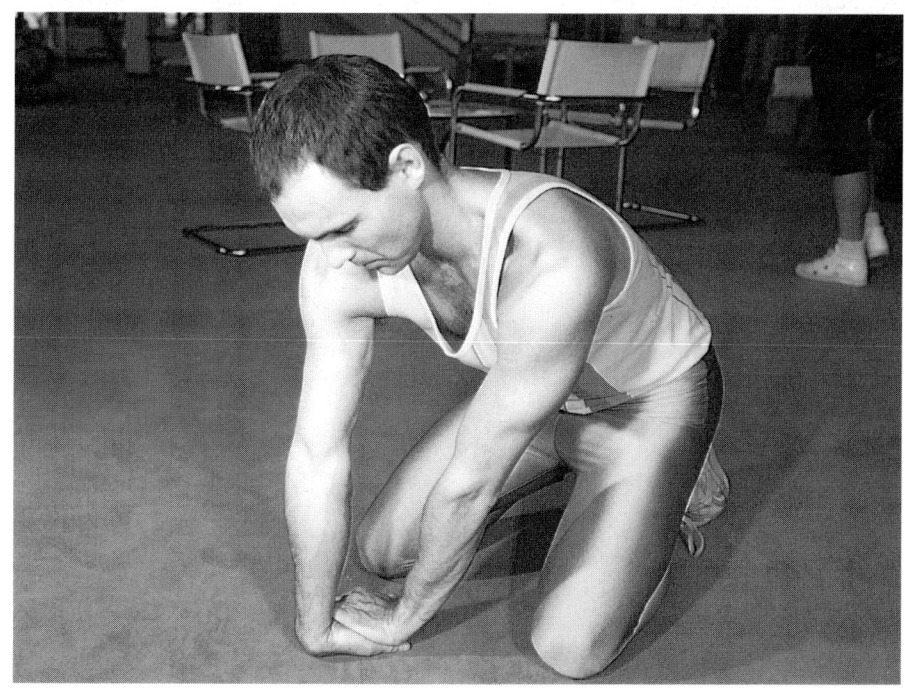

A 13
Dehnung der
Mm. extensores
carpii u. a.

3. Teil des Aufwärmens

Übungen zur Spannungserhöhung (Beispiele; je Übung 2mal 3–7 s halten bzw. 3–7mal rollen).

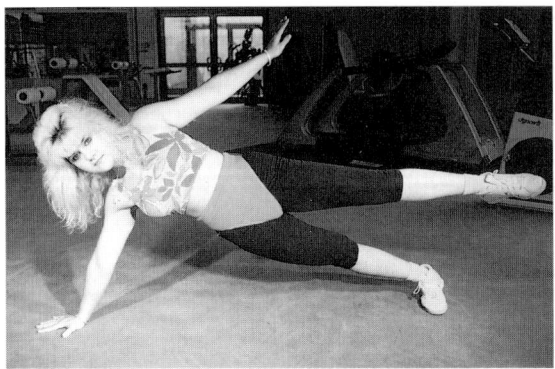

A 14
Ganzkörperstabilisation durch Armseitstütz
(Wechsel).

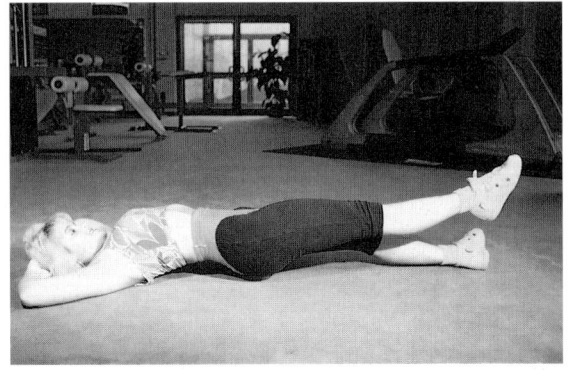

A 15
Ganzkörperstabilisation durch wechselseitiges
Bein-Gesäßheben in Rückenlage.

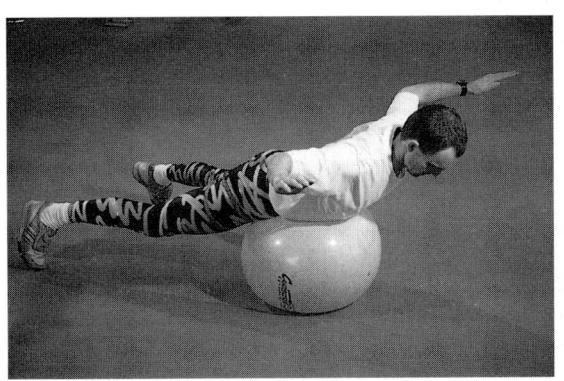

A 16
Ganzkörperstabilisation durch Bauchlage auf dem
Pezziball, Armseithalte.

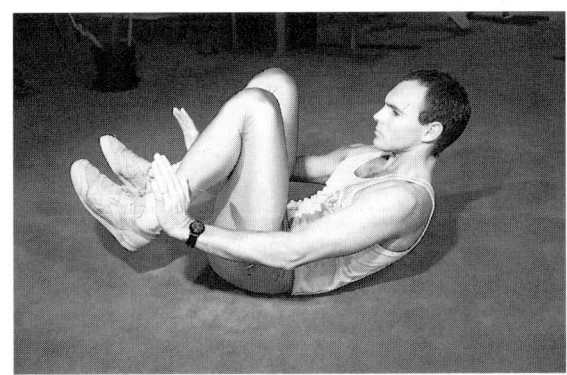

A 17
Ganzkörperstabilisation durch Rückenschaukel mit
angezogenen Knien, Bild zeigt Mittelstellung.

4. Teil des Aufwärmens

Übungen zur neuromuskulären Stimulation (Beispiele; disziplinspezifische Variationen angebracht; je Übung ca. 5mal mit hoher Frequenz).

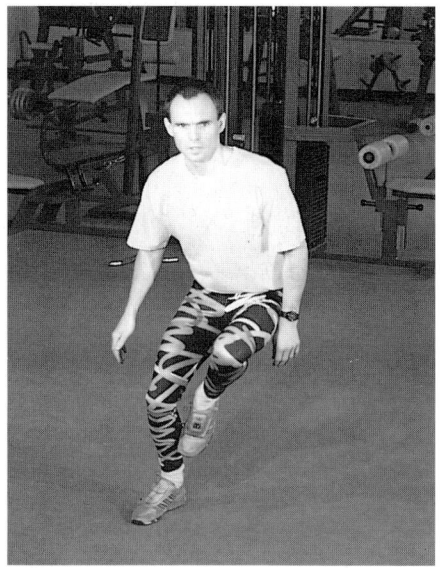 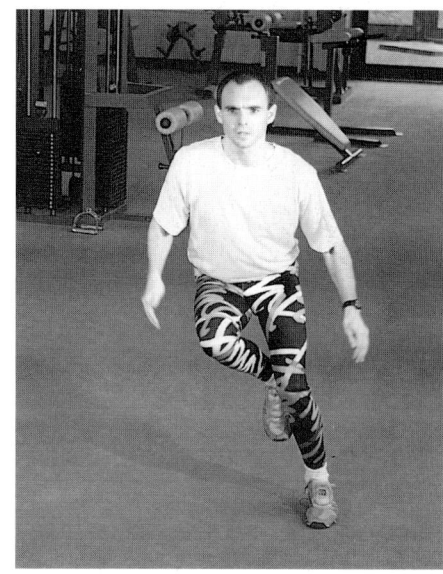

A 18a, b
Seitsteps.

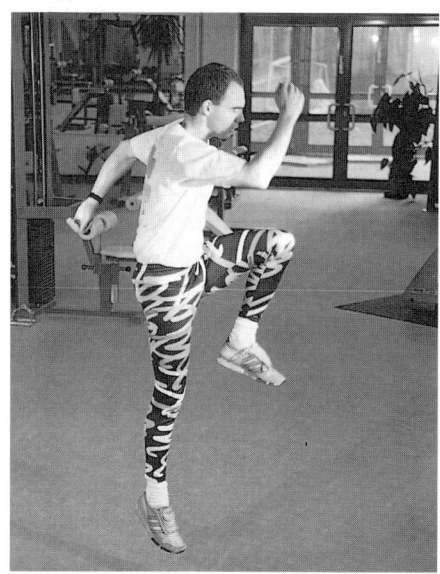 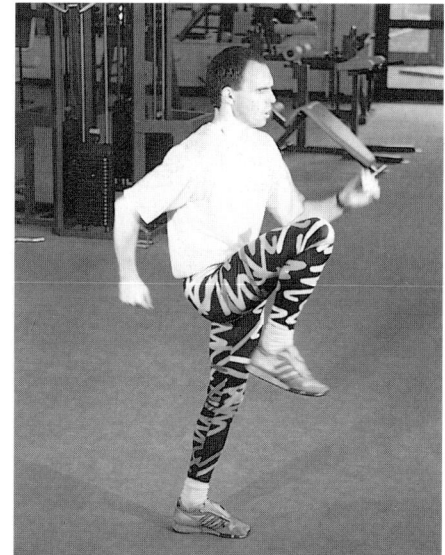

A 19
Hopserlauf.

A 20
Skippings.

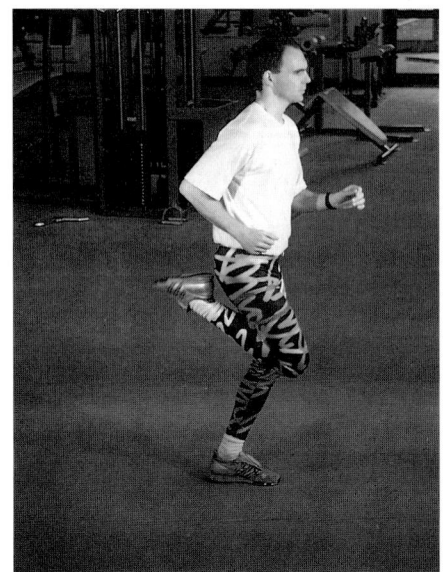

A 21
Anfersen.

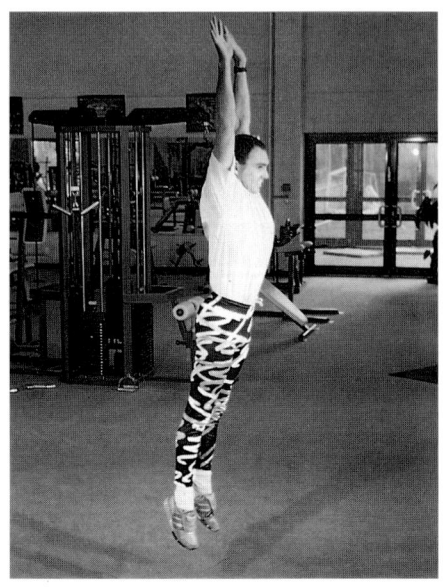

A 22
Strecksprünge aus Hockstellung.

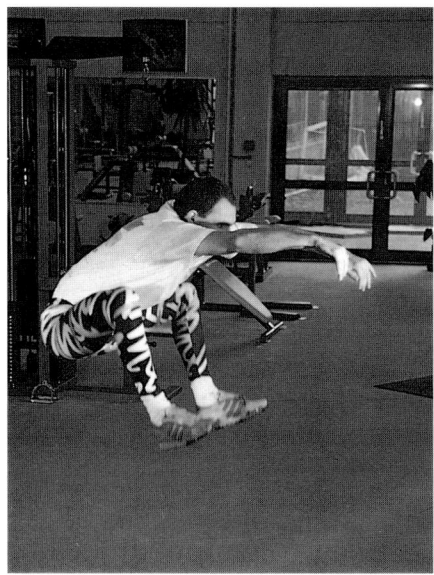

A 23
Hocksprünge.

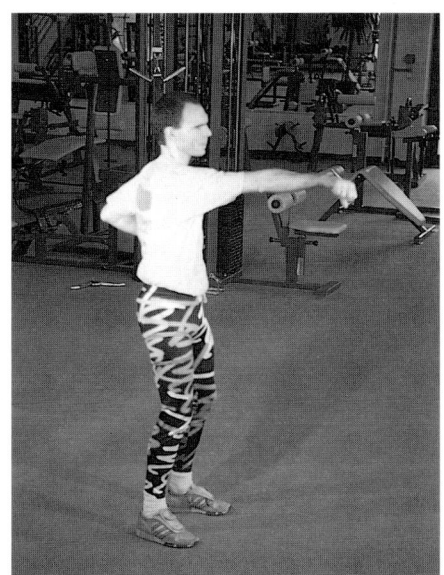

A 24
Schattenboxen nach vorne und oben.

5. Teil des Aufwärmens
Auslockern durch ›Ausschütteln‹ und mentale Vorbereitung.

Muster eines richtigen Abwärmens

1. Teil des Abwärmens

Nochmaliges Stretchen der Hauptmuskelgruppen mit den im Aufwärmen verwendeten Übungen
- zur Reduktion der Kontraktionsrückstände und
- zur beschleunigten Einleitung der Regenerationsprozesse (und damit zur Verkürzung der Regenerationszeit).

2. Teil des Abwärmens

(besonders für Leistungssportler)
Für Leistungs-/Hochleistungssportler ist es durchaus angebracht, einige Minuten koordinative Imitationsübungen – also sportartspezifisch ähnliche oder gleiche Übungen – mit mittlerer bis submaximaler Intensität durchzuführen.
Dies ist kein »Technik-Training« im eigentlichen Sinne, sondern lediglich ein Wiederangleichen nach einem Power-Stretch-Training an die disziplinspezifische Bewegungs-Technik.

Wie soll richtig periodisiert werden?

Was ist Periodisierung?

Eine optimale muskuläre Anpassung im biologischen Sinne erfordert einerseits das richtige Setzen von Trainingsreizen (Belastungsphase) und andererseits eine zeitlich richtig abgestimmte Regeneration des Muskels (Erholungsphase). Die Trainingspraxis bedient sich hier des *Prinzips der optimalen Relation von Belastung und Erholung* (vgl. zur praktischen Anwendung S. 32, 46).
Neben der Anwendung dieses Prinzips müssen die Trainingsbelastungen dem sich aufgrund der Anpassungsvorgänge ständig gesteigerten Leistungsniveau angepaßt werden; d. h., es müssen im Abstand von ca. 2–3 Wochen die Gewichtsbelastungen jeweils etwas

erhöht werden, um so den Organismus auch ständig richtig »reizen« zu können (ansonsten käme es zu einer Unterforderung und somit zu keiner Leistungssteigerung, ja sogar nach weiterer Trainingseinheiten zu einem Rückgang). Hinter diesen Vorgängen steckt das *Trainingsprinzip der allmählichen Belastungssteigerung.*
Nun kann man aber nicht das ganze Jahr hindurch gleichmäßig die Belastungen steigern; der Mensch ist nämlich nur in der Lage
1. eine ständig gesteigerte Belastungs- und somit Anpassungsphase von ca. 1–6 Monaten hintereinander durchzuhalten (= sog. *Vorbereitungsphase*), um dann anschließend
2. eine Phase von ca. 2–10 Wochen der hohen Leistungsstabilisierung (= sog. *Wettkampfphase*) zu realisieren. Anschließend muß er
3. eine Regenerationsphase (= sog. *Übergangsphase*) von ca. 2–4 Wochen einlegen, um jetzt eine nahezu vollständige psychophysische Erholung eintreten zu lassen.

Diesen Dreischritt – Vor-, Wettkampf- und Übergangsphase – nennt man Periodisierung.

Periodisierungsbeispiele

Wie sollte nun eine Periodisierung im Power-Stretch für unterschiedliche Zielbereiche (Fitneß, Hochleistungssport) aussehen?
Dazu geben wir folgende *Beispiele*:
- **Jahres-Periodisierungsmodell** eines allgemeinen komplexen Power-Stretch-Trainings (Tab. 13, S. 47) für Fitneß, Gesundheit, Wohlbefinden, Prävention (Fitneß-Grundprogramm-Plan für das 1. Trainingsjahr).
- **Jahresperiodisierung für Tennisspieler** (vor allem Nachwuchs, Abb. 19). Diese Periodisierung kann durch entsprechende zeitliche Umstellung und geringfügige Änderungen für nahezu alle Spielsportarten, Zweikampfsportler,

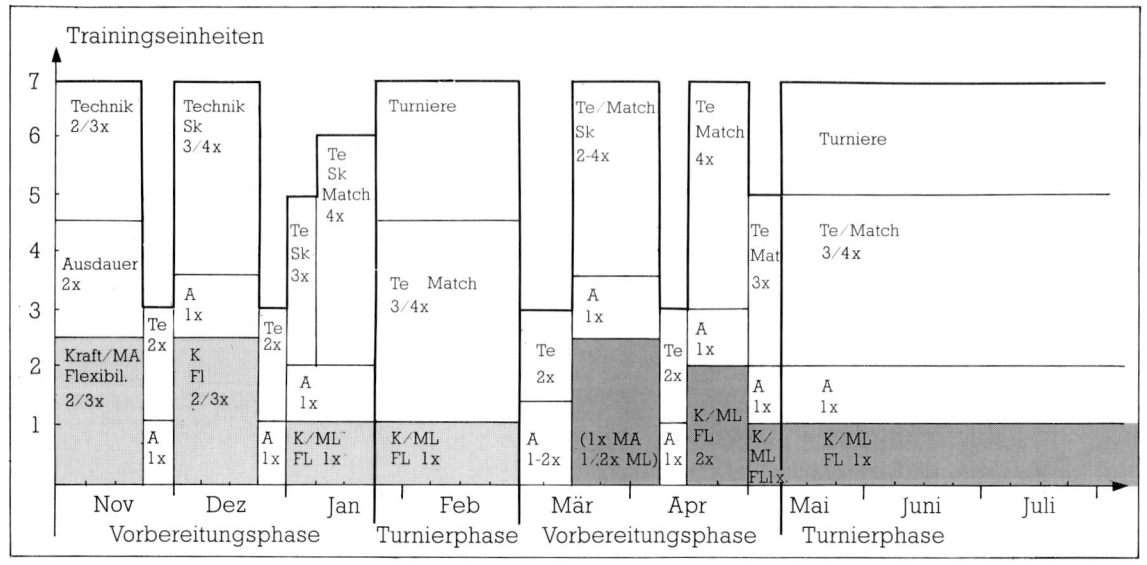

Abb. 19

Beispiel einer Periodisierung für 14–18jährige Tennisspieler (möglichst jede vierte Woche regenerativ).
Te = Technik;
A = Ausdauer;
K = Kraft;
MA = Muskelaufbautraining;
ML = Muskelleistungstraining;
Fl = Flexibilität (Beweglichkeit);
Sk = Schnelligkeit;
Match = Matchtraining.

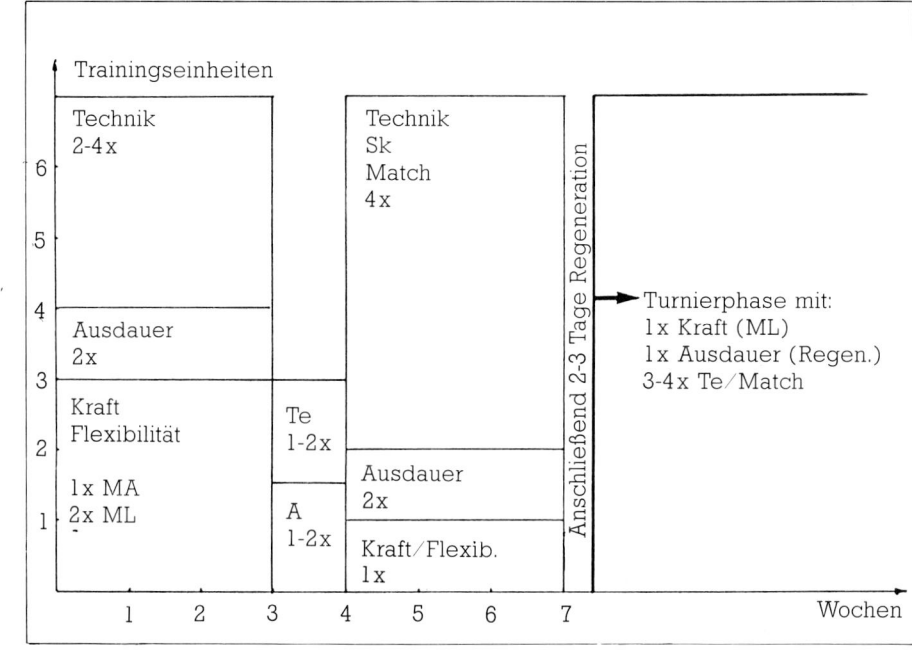

Abb. 20

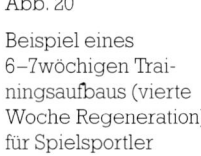

Beispiel eines 6–7wöchigen Trainingsaufbaus (vierte Woche Regeneration) für Spielsportler

Tab. 13: Jahres-Periodisierungsmodell eines allgemeinen komplexen Power-Stretch-Trainings für Fitneß, Gesundheit, Wohlbefinden, Prävention
(Fitneß-Grundprogramm-Plan für das 1. Trainingsjahr)*

Belastungs-phase 1	Regenera-tionsphase 1	Belastungs-phase 2	Regenera-tionsphase 2	Belastungs-phase 3	Regenera-tionsphase 3	Belastungs-phase 4	Regenera-tionsphase 4
Muskel-aufbau: 20–40% Intensität, 15–25 Wieder-holungen, 2–4 Sätze, 6–8 Übungen Stretching, 2x pro Woche Zusätzlich: 2x pro Woche 15–20 min Jogging oder Ergo-meter oder Laufband und 20 min Stretching	Woche 11: Pause Wochen 12–13: 2–3x pro Woche Ausdauer jeweils 20–30 min und 20 min Stretching	wie Be-lastungs-phase 1	wie Regene-rations-phase 1	Muskel-aufbau: 40–50% Intensität, 10–15 Wieder-holungen, 3–5 Sätze, 8–10 Übungen Stretching, 2–3x pro Woche zusätzlich: 2x pro Woche 20–30 min Jogging oder Ergo-meter oder Laufband und 20 min Stretching	wie Rege-nerations-phase 1	wie Bela-stungs-phase 3	wie Rege-nerations-phase 1 Wochen

| | 10 | | 13 | | 23 | | 26 | | 36 | | 39 | | 49 | | 52 |

* Training pro Woche: 2–3mal Muskelaufbau plus Stretching, zusätzlich 2mal Ausdauer plus Stretching, Tages- und Wochenprogramm vgl. S. 116 ff.
Ab 2. Trainingsjahr: Intensität 50–70%, Wiederholungen 12–8, Sätze 3–6, Übungen 6–10, pro Woche 3–4mal; weitere Steigerungen sind möglich (insbesondere für Bodybuilder und Leistungssportler).

Skifahrer, Läufer u. a., bei denen Kraft nur eine leistungsbestimmende Kompo-nente unter anderen (wie Technik, Taktik, Ausdauer usw.) ist, angewendet werden.
● **Kurzfristige Periodisierung** (2mal 3wöchiger Power-Stretch-Aufbau, hier für Tennisspieler, Abb. 20) für alle Leistungs- und Hochleistungssportler, die nur wenige Wochen für einen Kraft-aufbau zur Verfügung haben.

Hinweis: Weitere Periodisierungsmo-delle siehe bei EHLENZ u. a.: Krafttrai-ning. BLV Sportwissen. München 1987; GROSSER u. a.: Leistungssteuerung in Training und Wettkampf. BLV Sport-wissen. München 1986; WERCHO-SCHANSKI: Effektiv trainieren. Berlin 1988.

Power-Stretch für die wichtigen Muskelbereiche

Wer soll welche Muskulatur trainieren?

Sowohl Fitneß- als auch Hochleistungs-sportler sollten sich im klaren sein, welche Muskeln sinnvollerweise mit einem Power-Stretch-Training verbessert werden. Von den über 400 Muskeln des Menschen sind für ein Training natürlich nur ausgewählte Muskelgruppen von Bedeutung, d. h., es werden jeweils entsprechend der Zielstellung bestimmte Schwerpunkte gesetzt.

Die **Fitneß- und Leistungssportpraxis** orientiert sich an den im Rahmen eines Bewegungablaufes vorrangig belasteten Körperregionen. Dazu werden folgende Bereiche unterschieden (vgl. Tab. 14):

- Unterschenkel,
- Oberschenkel – Hüfte,
- Bauch – Rücken,
- Brust – Schulter – Hals,
- Arme.

Mit dieser isolierten Form der Betrachtung darf natürlich nicht das funktionelle Zusammenspiel der Muskulatur der verschiedenen Bereiche aus den Augen verloren werden. Das heißt im einzelnen:

- Für *Fitneß, Anfänger, Kinder und Jugendliche* sind alle diese Bereiche im Sinne einer ausgewogenen Körperstruktur (Stabilisierung, Ausgleich muskulärer Dysbalancen, Grundlagenschaffung) zu trainieren;
- für den *Leistungs- und Hochleistungssportler* müssen diese Bereiche ausgewogen trainiert sein und zusätzlich müssen diejenigen Muskelgruppen, die die sportartspezifische Leistung funktionell besonders bestimmen, extra ausge-bildet werden. Für diese Sportler ist folglich eine *funktionell-anatomische Bewegungsanalyse* unbedingt notwendig.

Im folgenden geben wir zunächst mit der Abb. 21 (S. 50) einen »topographischen« Überblick der wichtigsten Muskeln des Menschen und mit der Tab. 14 Hinweise auf die Bedeutung der Muskeln für die einzelnen Anwendungsbereiche und für ausgewählte Sportarten.

Auf den Seiten 51 bis 111 sind dann die in Tab. 14 angeführten Muskelgruppen in vier großen Muskelbereichen hinsichtlich ihrer Funktionen und Besonderheiten und mit vielen Beispielen von Kraft- und Dehnungsübungen dargestellt.

Der Übungsteil ist so aufgebaut, daß einer Kraftübung die entsprechende Dehnübung unmittelbar zugeordnet ist. D. h., daß Kraftübung und Dehnübung, die auf denselben Muskel wirken, die gleiche Nummer tragen, unterschieden durch die Buchstaben K (= Kraftübung) und D (= Dehnübung).

Tab. 14: Bedeutung der Muskeln in den einzelnen Anwendungsbereichen und Sportarten

Muskeln	Kinder (6–12)	Jugendliche (ab 12/13)	Ältere Menschen	Fitneß/Fitneßbodybuilding	Badminton	Basketball	Bergsport	Bodybuilding	Boxen	Eishockey	Eiskunstlauf	Eisschnellauf	Fechten	Fußball	Gewichtheben	Golf	Handball/Hockey	Judo/Karate/Ringen u. a.	Kanu/Kajak	Power Lifting	Rad/Biking	Rudern	Schießen	Schwimmen	Ski alpin	Skilanglauf	Sportklettern	Sprint/Sprung	Squash	Surfen/Segeln	Tennis	Tischtennis	Triathlon	Turnen	Volleyball	Wurf/Stoß
Unterschenkel	x	x	x	x	**x**	**x**	**x**	**x**	**x**	**x**	**x**	**x**	**x**	**x**	**x**	x	**x**	**x**		**x**	**x**	**x**		x	**x**	**x**	**x**	**x**	**x**	**x**	x	**x**	**x**	**x**	**x**	**x**
M. tibialis anterior ○																																				
M. gastrocnemius ●																																				
M. extensor digitorum ○																																				
Mm. peronaei ○																																				
Oberschenkel – Hüfte	x	x	**x**	x	**x**	**x**	**x**	**x**	**x**	**x**	**x**	**x**	**x**	**x**	**x**	**x**	**x**	x	**x**	**x**	**x**		x	**x**	**x**	**x**	**x**	**x**			**x**	**x**	**x**	**x**	**x**	**x**
M. biceps femoris ●																																				
M. quadriceps femoris ●																																				
M. glutaeus ○																																				
Mm. adductores ●																																				
M. tensor fasciae latae ●																																				
M. iliopsoas ●																																				
Bauch – Rücken	**x**	**x**	**x**	**x**	**x**	**x**	**x**	**x**	**x**	**x**	**x**	**x**	**x**	**x**	**x**	**x**	**x**	**x**	**x**	**x**	**x**	**x**	**x**	**x**	**x**	**x**	**x**	**x**	**x**	**x**	**x**	**x**	**x**	**x**	**x**	**x**
M. rectus abdominis ○																																				
M. obliquus internus abd. ○																																				
M. obliquus externus abd. ○																																				
M. transversus abd. ○																																				
M. erector spinae transversospinales System ○																																				
Brust – Schulter – Hals	**x**	**x**	x	**x**	**x**	**x**	**x**	**x**	**x**	**x**	x	x	**x**	**x**	x	**x**	x	**x**	**x**	**x**	**x**	x	**x**	**x**	**x**	**x**	**x**	**x**	x	**x**	**x**	**x**	**x**	**x**	**x**	**x**
M. pectoralis major ●																																				
M. pectoralis minor ●																																				
M. trapezius																																				
Mm. rhomboidei ○																																				
M. serratus anterior																																				
M. deltoideus																																				
M. latissimus dorsi																																				
M. teres major																																				
M. supraspinatus																																				
M. infraspinatus																																				
Mm. scaleni ○																																				
Arme	x	x	x	x	**x**	**x**	**x**	**x**	**x**	**x**	**x**	x	**x**	x	**x**	**x**	**x**	**x**	**x**	**x**	**x**	x	**x**	**x**	**x**		**x**	**x**	**x**	**x**	**x**	**x**	**x**	**x**	**x**	**x**
M. biceps brachii																																				
M. trizeps brachii																																				
M. brachialis																																				
M. brachioradialis																																				
Mm. extensores carpii ○																																				
Mm. flexores carpii ●																																				

x wichtig   ○ phasische Muskeln
x sehr wichtig   ● tonische Muskeln

Rückenansicht   Vorderansicht

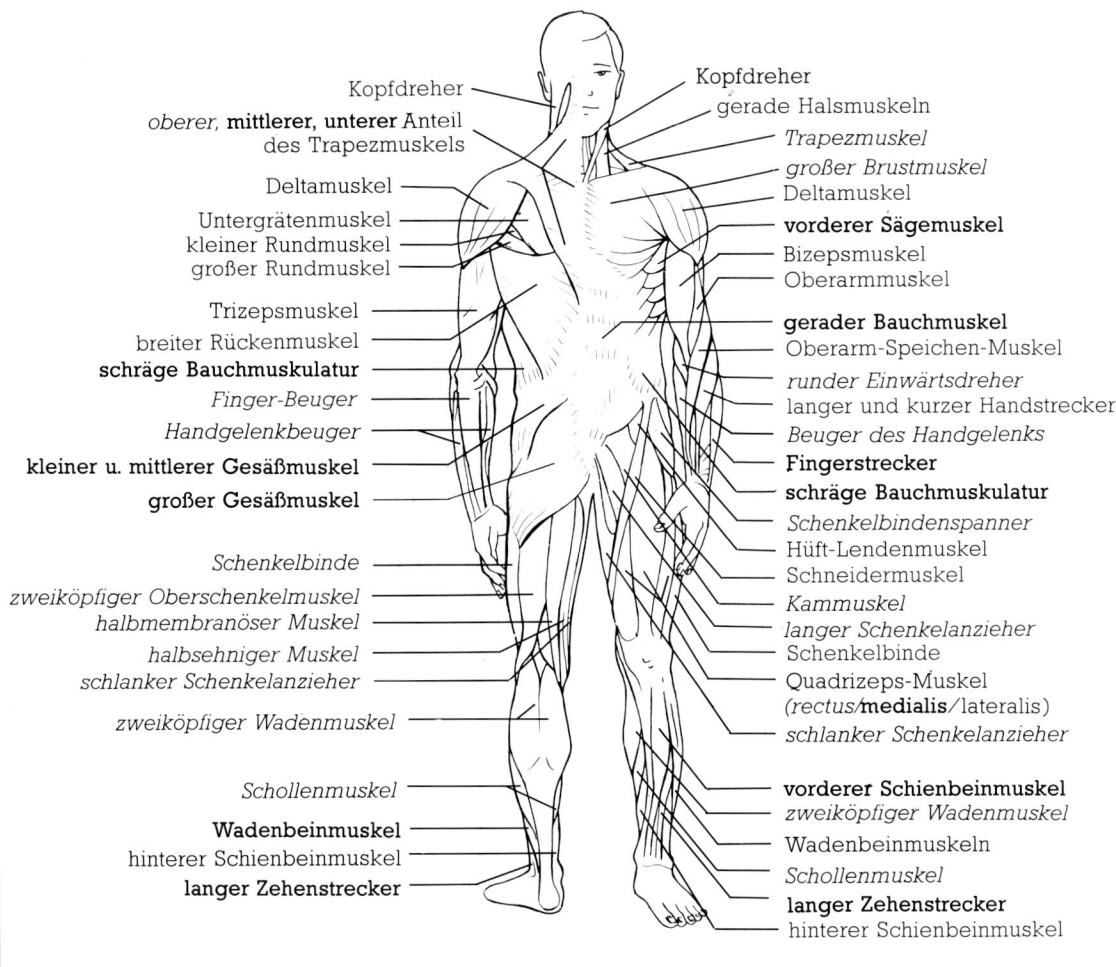

Kopfdreher

oberer, **mittlerer, unterer** Anteil
des Trapezmuskels

Deltamuskel

Untergrätenmuskel
kleiner Rundmuskel
großer Rundmuskel

Trizepsmuskel
breiter Rückenmuskel
schräge Bauchmuskulatur
Finger-Beuger
Handgelenkbeuger
kleiner u. mittlerer Gesäßmuskel
großer Gesäßmuskel

Schenkelbinde
zweiköpfiger Oberschenkelmuskel
halbmembranöser Muskel
halbsehniger Muskel
schlanker Schenkelanzieher

zweiköpfiger Wadenmuskel

Schollenmuskel

Wadenbeinmuskel
hinterer Schienbeinmuskel
langer Zehenstrecker

Kopfdreher
gerade Halsmuskeln
Trapezmuskel
großer Brustmuskel
Deltamuskel
vorderer Sägemuskel
Bizepsmuskel
Oberarmmuskel

gerader Bauchmuskel
Oberarm-Speichen-Muskel
runder Einwärtsdreher
langer und kurzer Handstrecker
Beuger des Handgelenks
Fingerstrecker
schräge Bauchmuskulatur
Schenkelbindenspanner
Hüft-Lendenmuskel
Schneidermuskel
Kammuskel
langer Schenkelanzieher
Schenkelbinde
Quadrizeps-Muskel
*(rectus/***medialis***/lateralis)*
schlanker Schenkelanzieher

vorderer Schienbeinmuskel
zweiköpfiger Wadenmuskel
Wadenbeinmuskeln
Schollenmuskel
langer Zehenstrecker
hinterer Schienbeinmuskel

Anmerkung: Muskeln, die zur Verkürzung neigen (= tonische Fasern) sind
kursiv gedruckt, die zur Abschwächung neigen (= phasische Fasern) **halbfett.**

Beine – Hüfte

Beinvorderseite (Abb. 22, 23)

Funktion der Muskeln am Sprunggelenk
Dorsalextension (Fußheben)
M. tibialis anterior
M. extensor digitorum longus
Plantarflexion (Fußstrecken)
M. soleus
M. gastrocnemius
M. peroneus
M. extensor digitorum longus
Pronation (Fußaußenrandheben)
M. peroneus

Supination (Fußinnenrandheben)
M. tibialis anterior
M. gastrocnemius
M. soleus

Hinweise: M. tibialis anterior und
M. peroneus und M. extensor digitorum
sind häufig zu schwach und müssen
besonders bei der Neigung zum
Umknicken (Supination) auftrainiert
werden, um die Übermacht der kräftigen Supinatoren (M. soleus, M. gastrocnemius) auszugleichen.
Die Plantarflexoren (M. soleus,
M. gastrocnemius) sind häufig verkürzt
und müssen gedehnt werden.

Abb. 21 (links)

Muskelbild des
Menschen

Abb. 22

Beinvorderseite

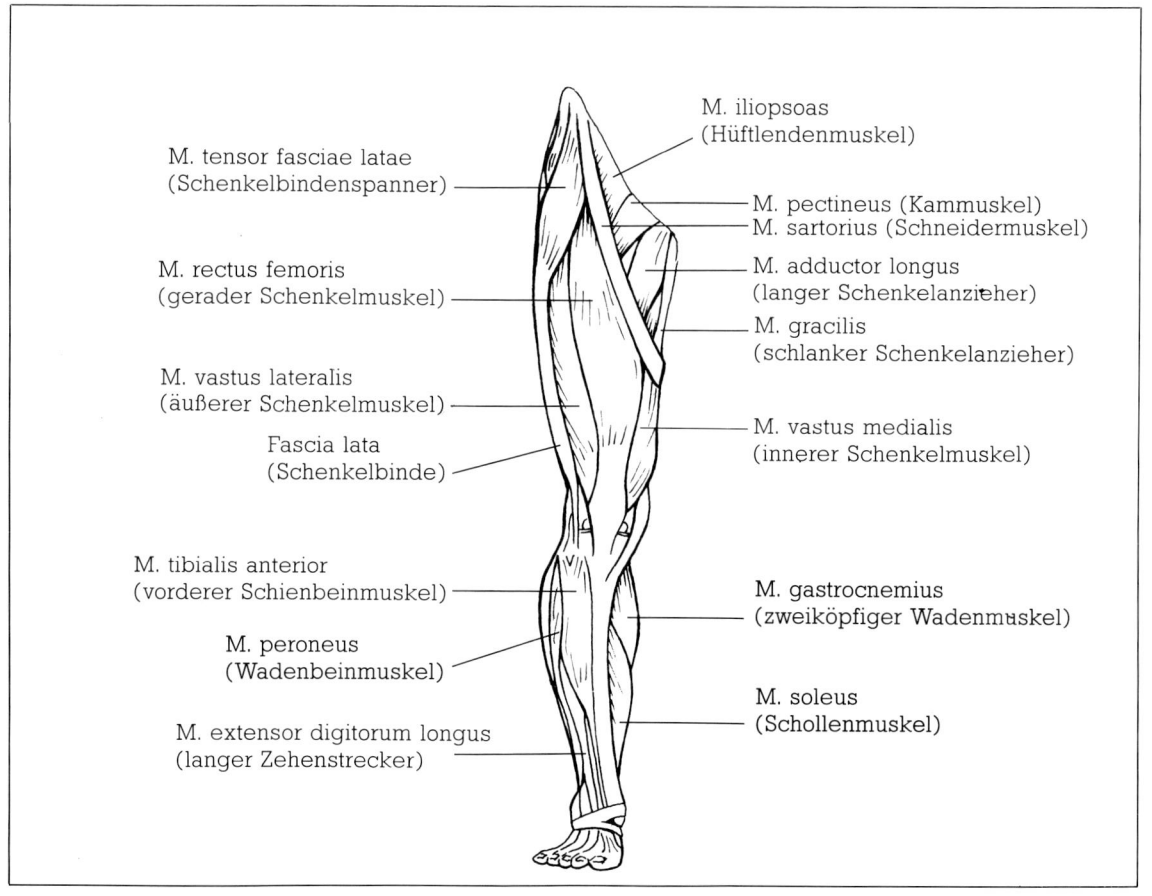

M. tensor fasciae latae
(Schenkelbindenspanner)

M. iliopsoas
(Hüftlendenmuskel)

M. pectineus (Kammuskel)
M. sartorius (Schneidermuskel)

M. rectus femoris
(gerader Schenkelmuskel)

M. adductor longus
(langer Schenkelanzieher)

M. gracilis
(schlanker Schenkelanzieher)

M. vastus lateralis
(äußerer Schenkelmuskel)

Fascia lata
(Schenkelbinde)

M. vastus medialis
(innerer Schenkelmuskel)

M. tibialis anterior
(vorderer Schienbeinmuskel)

M. gastrocnemius
(zweiköpfiger Wadenmuskel)

M. peroneus
(Wadenbeinmuskel)

M. extensor digitorum longus
(langer Zehenstrecker)

M. soleus
(Schollenmuskel)

Funktion der Muskeln am Kniegelenk
Extension (Kniestreckung)

M. quadriceps femoris: rectus femoris, vastus medialis, lateralis, intermedius
30° – 0°: M. tensor fasciae latae

Hinweise: Der M. quadriceps femoris ist ein wichtiger Kniestabilisator; der M. rectus femoris neigt zur Verkürzung und sollte mit ausreichender Dehnung bedacht werden. Er zieht über Hüfte und Knie.

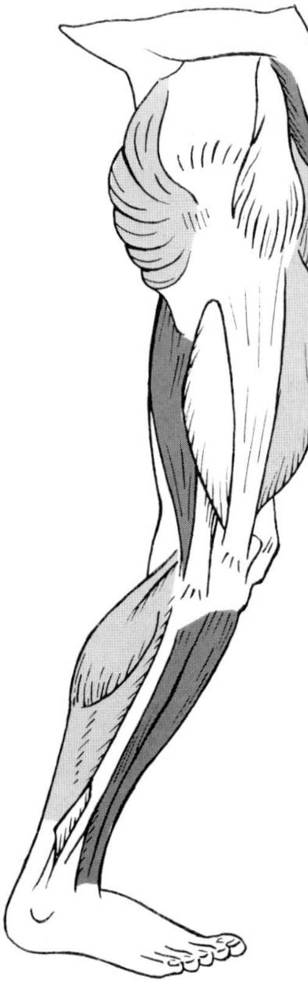

Der M. vastus medialis reagiert besonders bei Knieverletzungen ausgesprochen phasisch (chondropathia patellae) und sollte beim Krafttraining besondere Aufmerksamkeit erfahren. Der M. vastus medialis ist besonders gut zusammen mit den Adduktoren zu aktivieren.
M. tensor fasciae latae streckt von 30° – 0° das Kniegelenk und beugt um 0/30° – 130°. Durch Verkürzungen kommt es häufig zum »Läuferknie« (epicondylus lateralis) bei 30°-Beugung.

Funktion der Muskeln am Hüftgelenk
Flexion (Hüftbeugung)

M. rectus femoris
M. tensor fasciae latae
M. iliopsoas
M. sartorius

Adduktion (Beinanziehen)

M. pectineus
Mm. adductores
M. gracilis

Hinweise: Adduktoren neigen zur Verkürzung, sie reagieren tonisch, daher häufige Verletzungen.
Der M. iliopsoas ist stärkster Hüftflexor und seiner tonischen Neigung sollte durch konsequentes Dehnen entgegengetreten werden. Durch seine Verkürzung kann es zur Fehlstellung in Hüfte und Lendenwirbelsäule kommen. Blokkierungen und Reizungen des Iliosacralgelenkes sind nicht selten.

Abb. 23

Streckschlinge (hellgrau) und Beugeschlinge (dunkelgrau) des Beines

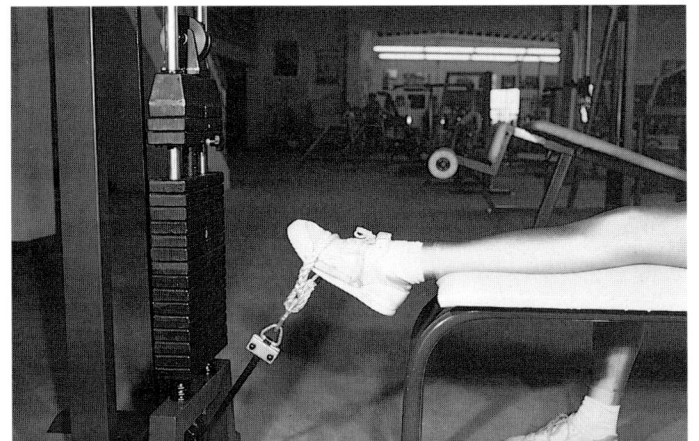

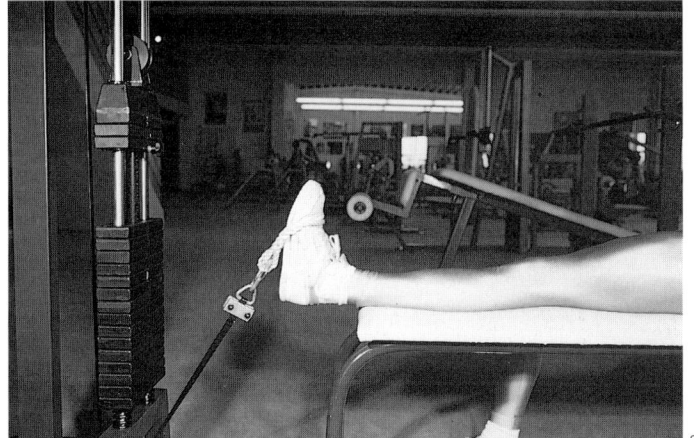

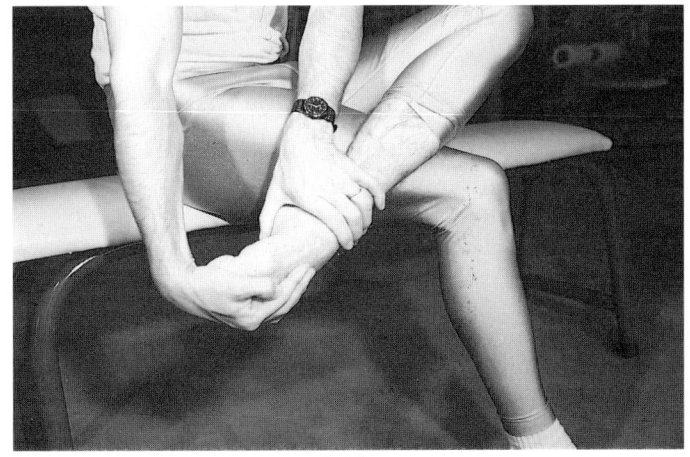

D 1
Dehnung des M. tibialis anterior u. a.

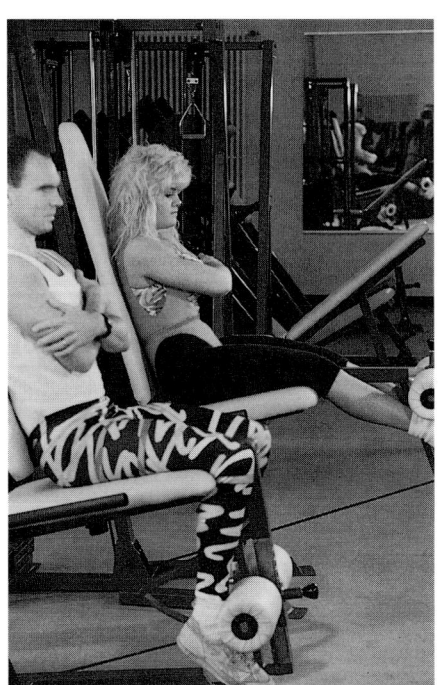

K 2
M. quadriceps femoris: Strecken im Kniegelenk

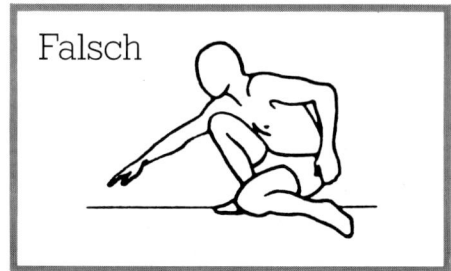

»Entengang«
Führt zu extremer Belastung der Kniegelenke, Knorpel, Kapseln, Bänder und Menisci.

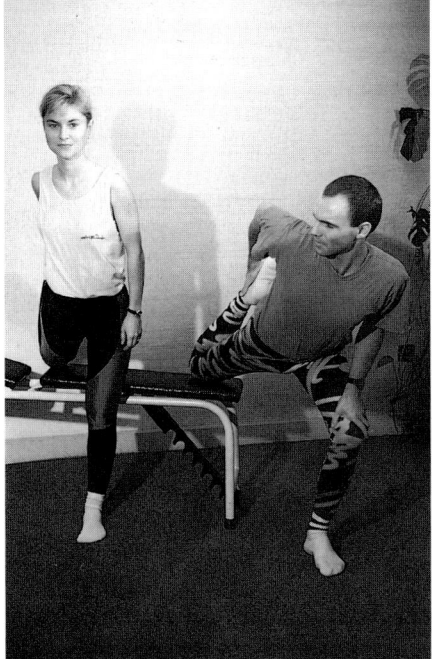

D 2
Dehnung des M. quadriceps femoris (kein Hohlkreuz!), links: Ausgangsstellung, rechts: Endstellung

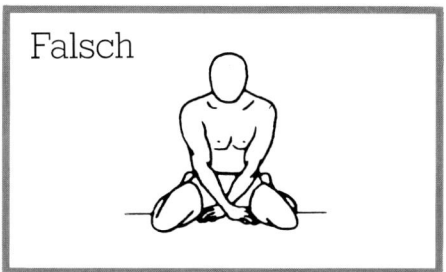

Dehnung der Kniegelenke
Absetzen des Gesäßes zwischen den gegrätschten Beinen.
Führt zu Überlastung von Bändern und Menisci im Knie.

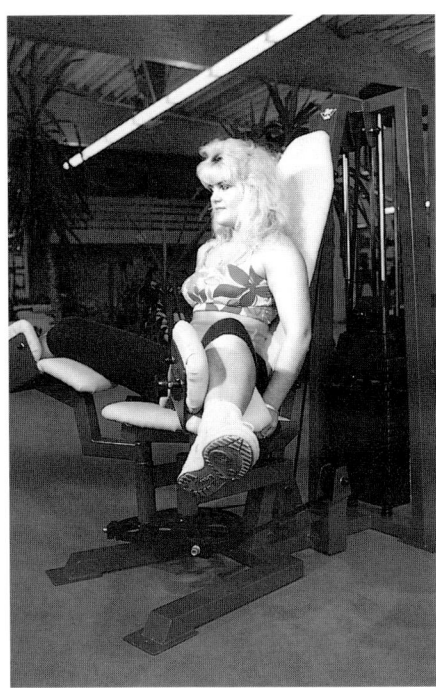

K 3a
Mm. adductores: Beinanziehen im Sitzen

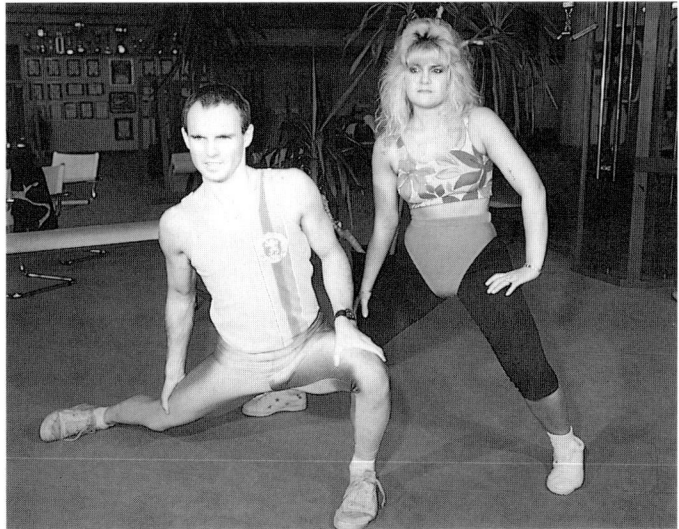

D 3
Dehnung der Mm. adductores, rechts: Ausgangsstellung,
links: Endstellung

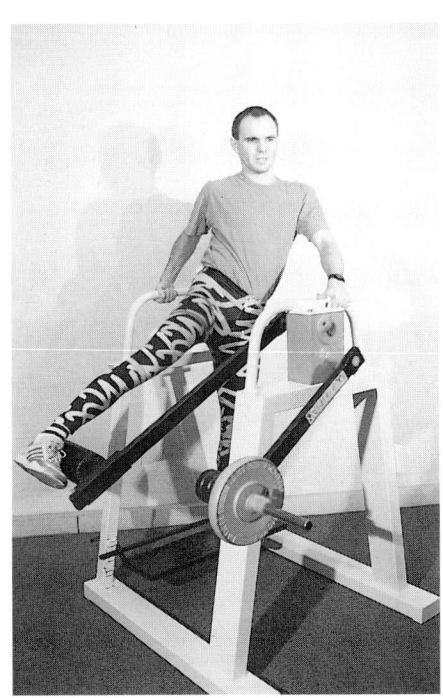

K 3b
Beinanziehen im Stand (wichtiger als K 3a)

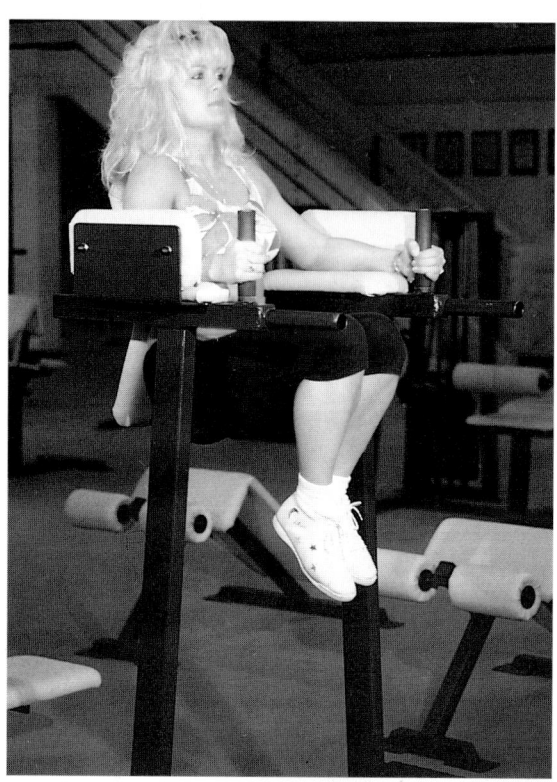

K 4

M. iliopsoas u. a.: Beugen in der Hüfte durch Knie-
anziehen

D 4

Dehnung des M. iliopsoas u. a., rechtes Bein
(kein Hohlkreuz!), links: Ausgangsstellung, rechts:
Endstellung

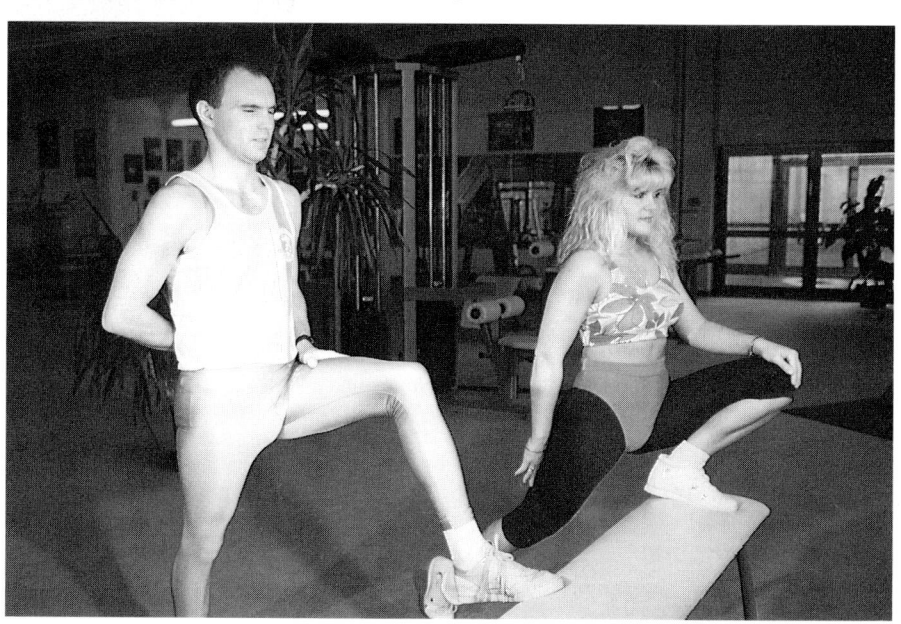

Beinrückseite (Abb. 24, 25)

Funktion der Muskeln am Sprunggelenk
Plantarflexion (Fußstreckung)
M. gastrocnemius
M. soleus
M. tibialis posterior (nicht eingezeichnet)
Supination (Fußinnenrandheben)
M. gastrocnemius
M. soleus
M. tibialis posterior (nicht eingezeichnet)

Hinweise: M. gastrocnemius und M. soleus werden zusammen auch M. trizeps surae genannt und sind tonisch veranlagte Muskeln (Achillessehnenschmerz – Achillodynie). Der M. gastrocnemius muß mit gestrecktem Kniegelenk gedehnt werden und der M. soleus bei gebeugtem.
Eine Periostreizung der Schienbeinkante wird einerseits vielfach durch einen zu schwachen M. tibialis anterior und andererseits durch eine verspannte und nicht genug dehnungsfähige Wadenmuskulatur (M. trizeps surae) verursacht.

Abb. 24
Beinrückseite

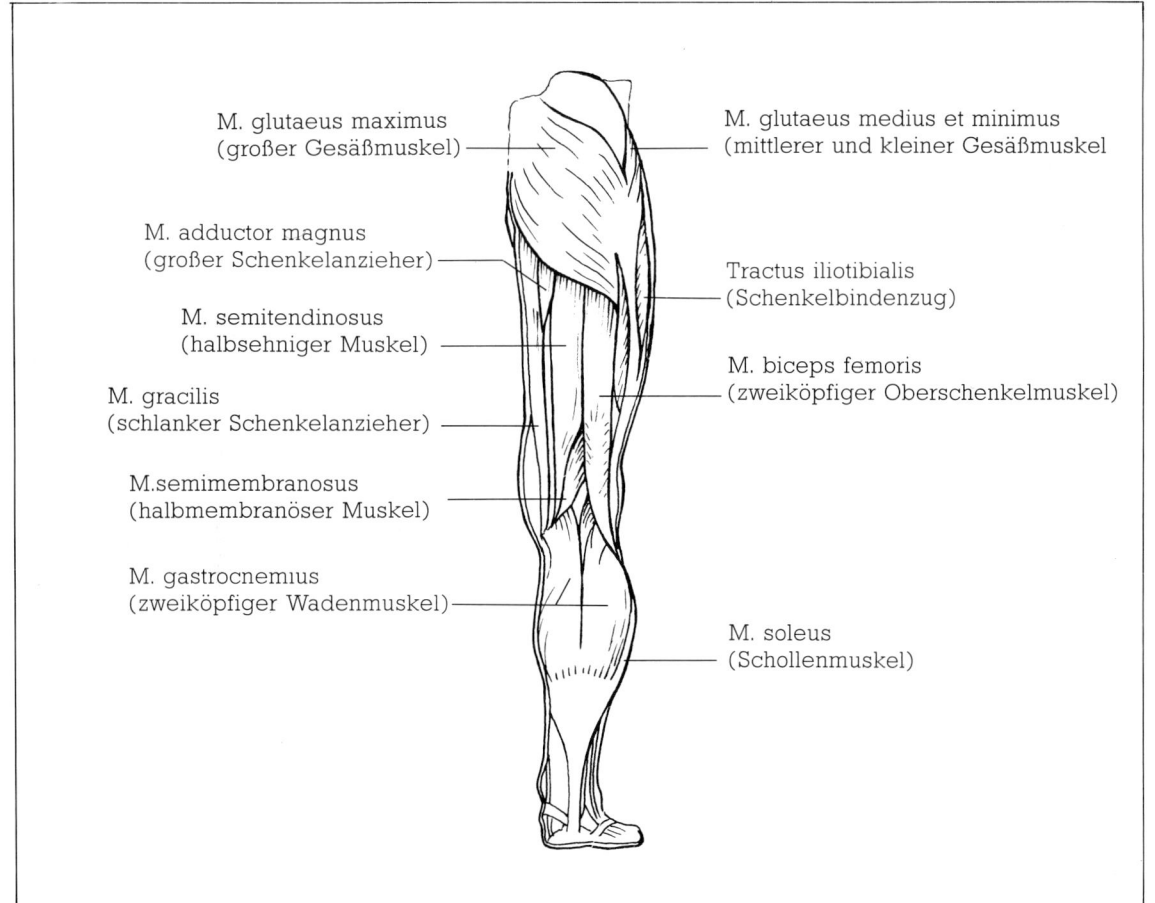

M. glutaeus maximus (großer Gesäßmuskel)

M. glutaeus medius et minimus (mittlerer und kleiner Gesäßmuskel

M. adductor magnus (großer Schenkelanzieher)

Tractus iliotibialis (Schenkelbindenzug)

M. semitendinosus (halbsehniger Muskel)

M. biceps femoris (zweiköpfiger Oberschenkelmuskel)

M. gracilis (schlanker Schenkelanzieher)

M.semimembranosus (halbmembranöser Muskel)

M. gastrocnemius (zweiköpfiger Wadenmuskel)

M. soleus (Schollenmuskel)

Funktion der Muskeln am Kniegelenk
Flexion (Beugung im Kniegelenk)
M. sartorius
M. gastrocnemius
M. semimembranosus
M. semitendinosus
M. gracilis
M. biceps femoris
M. tensor fasciae latae 0/30° – 130°
Innenrotation (Einwärtsdrehung)
(erst ab ca. 25° Beugung möglich)
M. semitendinosus
M. sartorius
M. semimembranosus
M. gracilis
Außenrotation (Auswärtsdrehung)
(erst ab ca. 25° Beugung möglich)
M. biceps femoris

M. tensor fasciae latae
(tractus iliotibialis)
Hinweise: Muskeln der Oberschenkelrückseite sind meist im Verhältnis zur
Oberschenkelvorderseite zu schwach
trainiert. Ideales Verhältnis von M. quadriceps zu Mm. ischiocrurales: 3:2.
Häufig sind Verletzungen des M. semitendinosus. Die schwache und oft
verkürzte Oberschenkelrückseite kann
bei plötzlichen Belastungen (Sprint,
Ausfallschritt) der Beanspruchung nicht
standhalten und wird verletzt. Die Oberschenkelrückseite kann nur dann
optimal trainiert werden, wenn ihr
Gegenspieler (M. rectus femoris), der
als kräftiger Muskel tonisch reagiert,
vorgedehnt wird.

Abb. 25

Beinrückseite – tiefe
Muskeln

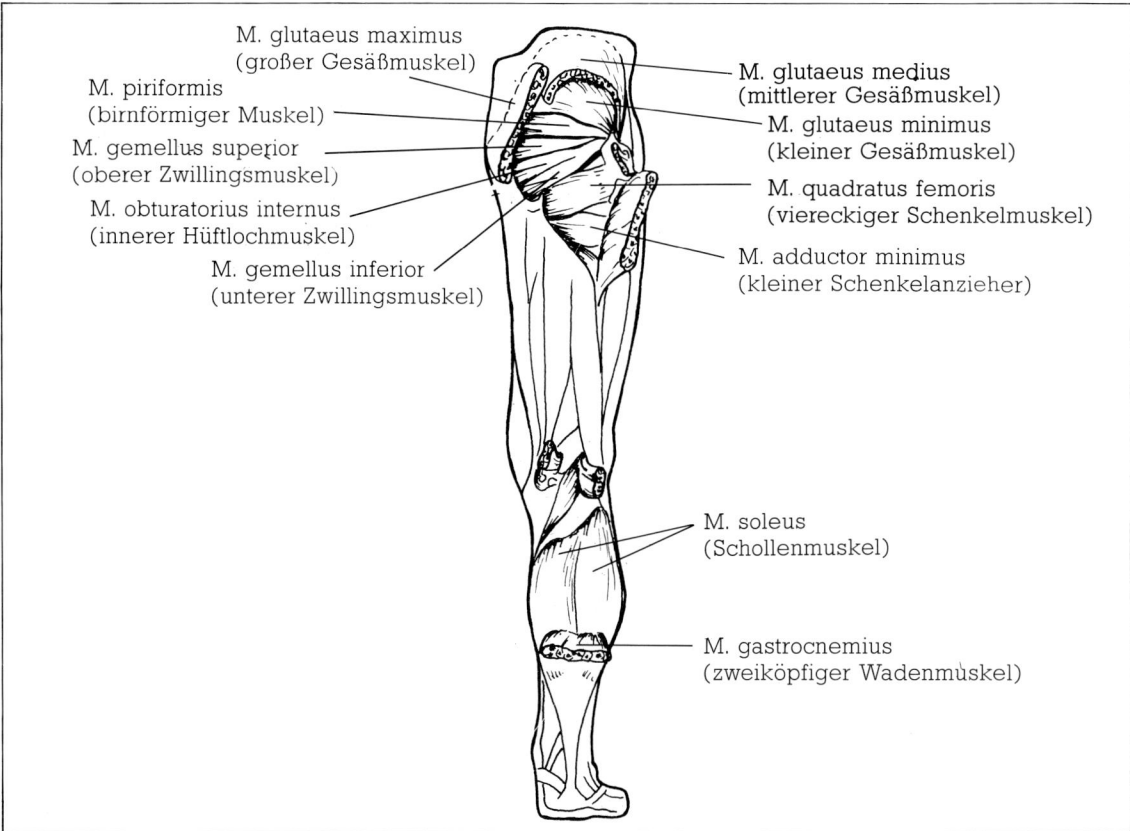

M. gluteus maximus
(großer Gesäßmuskel)

M. piriformis
(birnförmiger Muskel)

M. gemellus superior
(oberer Zwillingsmuskel)

M. obturatorius internus
(innerer Hüftlochmuskel)

M. gemellus inferior
(unterer Zwillingsmuskel)

M. glutaeus medius
(mittlerer Gesäßmuskel)

M. glutaeus minimus
(kleiner Gesäßmuskel)

M. quadratus femoris
(viereckiger Schenkelmuskel)

M. adductor minimus
(kleiner Schenkelanzieher)

M. soleus
(Schollenmuskel)

M. gastrocnemius
(zweiköpfiger Wadenmuskel)

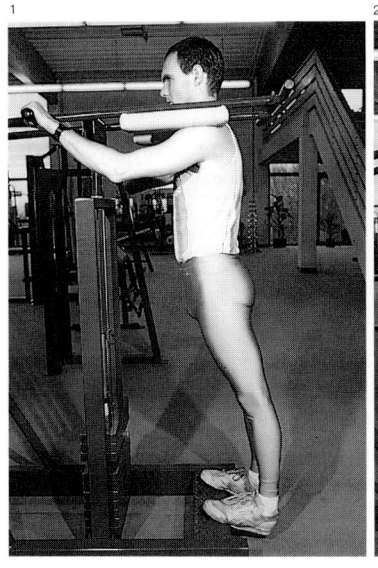

K 5a
M. gastrocnemius u. a.: Fußgelenkstrecken – Ausgangsstellung
(1), Endstellung (2), (kein Hohlkreuz)

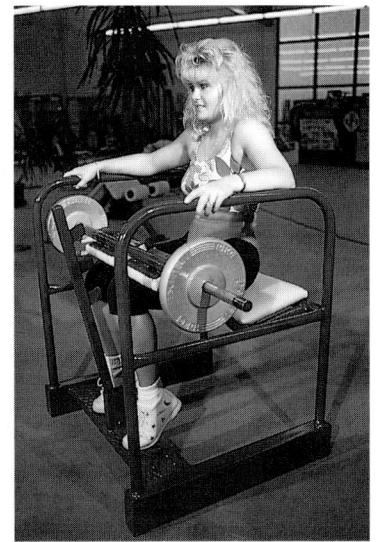

K 5b
M. soleus u. a.: Fußgelenkstrecken

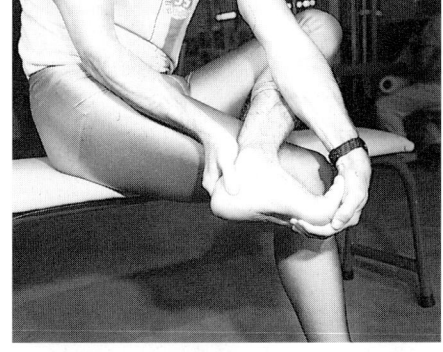

D 5a + b
Dehnung der Mm. flexores digiti
brevis

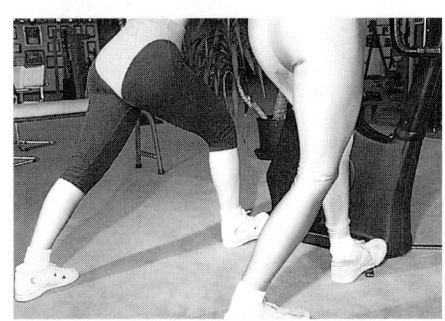

D5a + b
Dehnung von M. gastrocnemius
(links) und M. soleus (rechts)

K 6

M. biceps femoris
u. a.: Beugen im
Kniegelenk, rechts:
Ausgangsstellung,
links: Endstellung

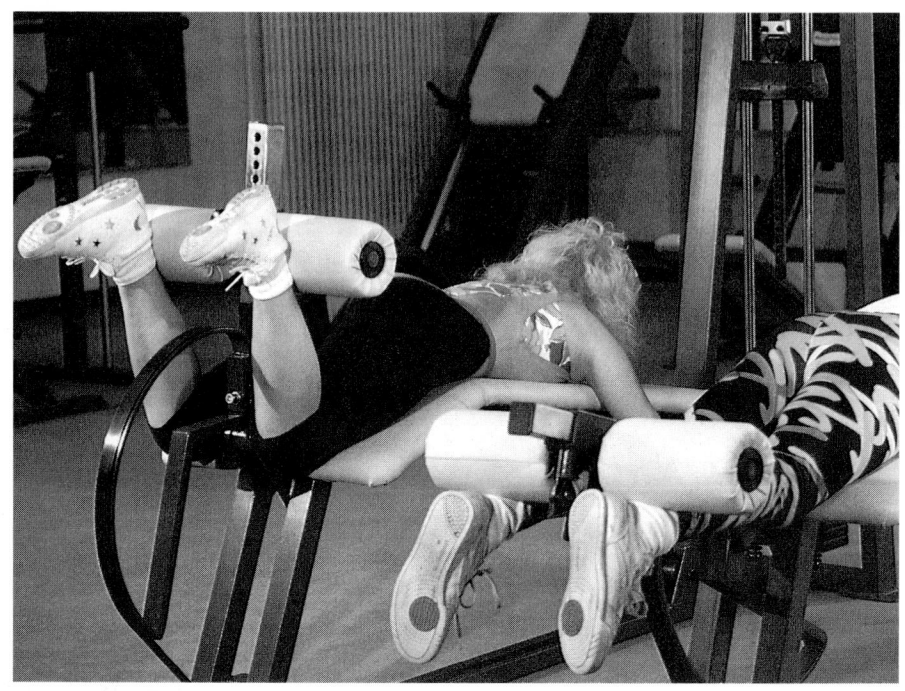

D 6

Dehnung des M. biceps femoris u. a.:
rechts: Ausgangsstellung, links: Endstellung

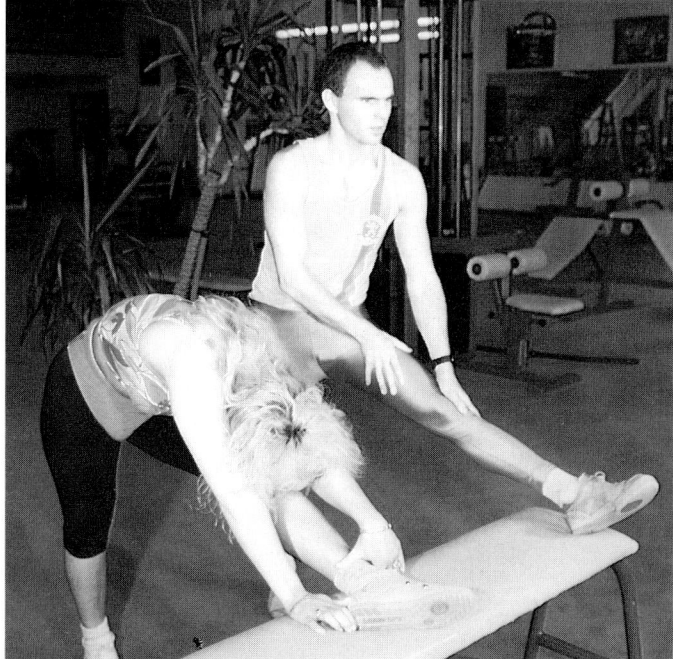

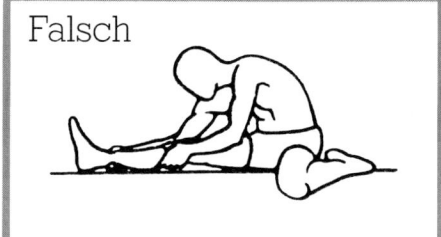

Falsch

»Hürdensitz« zur Dehnung der Oberschenkelrückseite
Führt zu starker Belastung der Lendenwirbelsäule und extremer Verdrehung des Kniegelenkes.

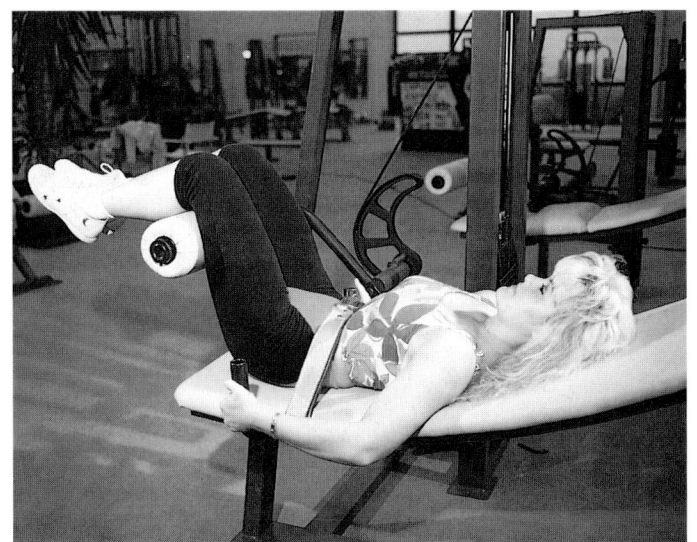

K 7a
M. glutaeus maximus u. a.: Strecken im Hüftgelenk (beidbeinig) – Ausgangsstellung

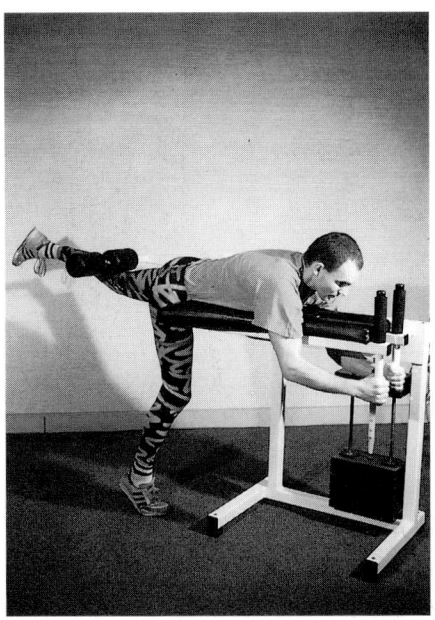

K 7b
Strecken im Hüftgelenk (einbeinig) – Endstellung

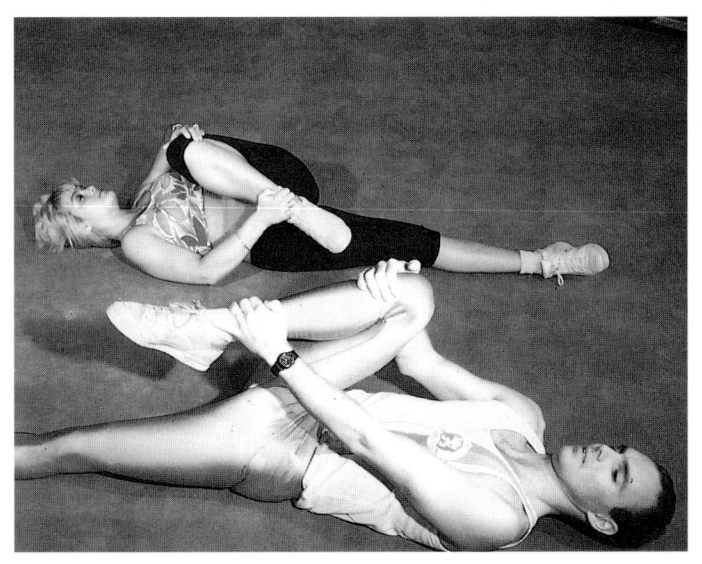

D 7a+b
Dehnung des M. glutaeus maximus u. a.: unten: Ausgangsstellung, oben: Endstellung

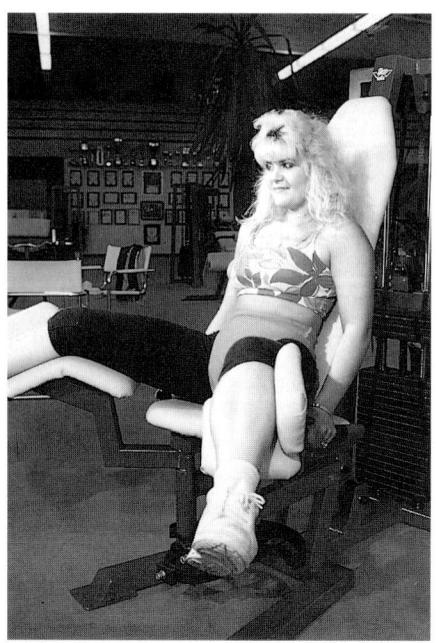

K 8a
M. glutaeus medius u. a.: Beinabspreizen
im Sitzen

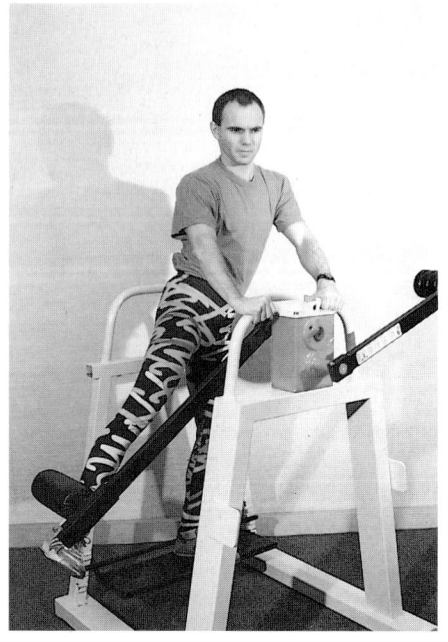

K 8b
Beinabspreizen im Stehen (wichtiger als
K 8a)

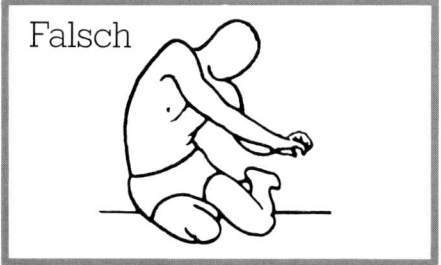

Falsch

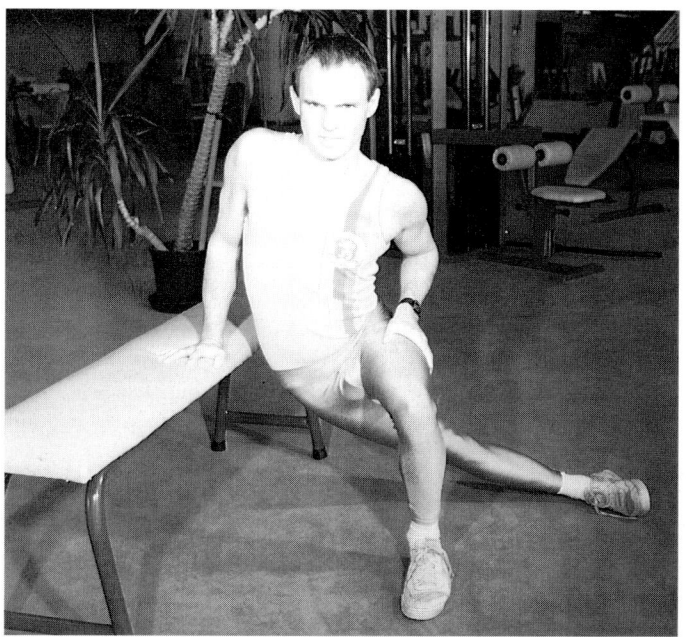

**Kraft- und Beweglichkeitstraining der
Beinmuskulatur**
Absitzen des Gesäßes abwechselnd rechts
und links neben den Fersen.
Führt zu Überlastung von Bädern, Kapseln
und Minisci der Kniegelenke.

D 8a+b
Dehnung der Mm. abductores

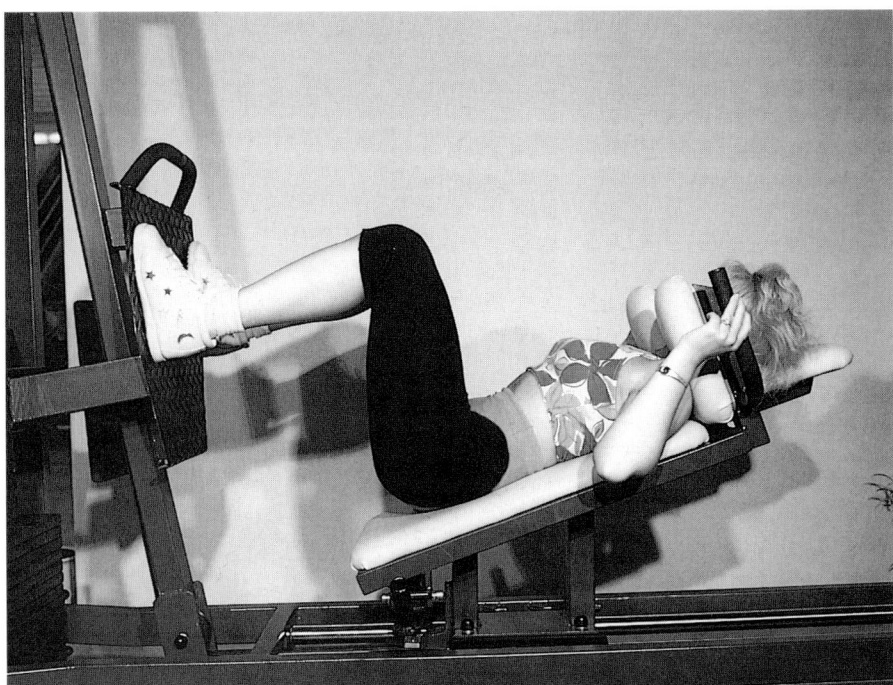

K 9
Beinstreckschlinge
(M. gastrocnemius
u. a., M. quadriceps
femoris, M. glutaeus
maximus, vgl.
Abb. 23, S. 52): Leg-
press – Ausgangs-
stellung (1),
Endstellung (2),
Dehnübungen
vergleiche D 4, D 5,
D 6.

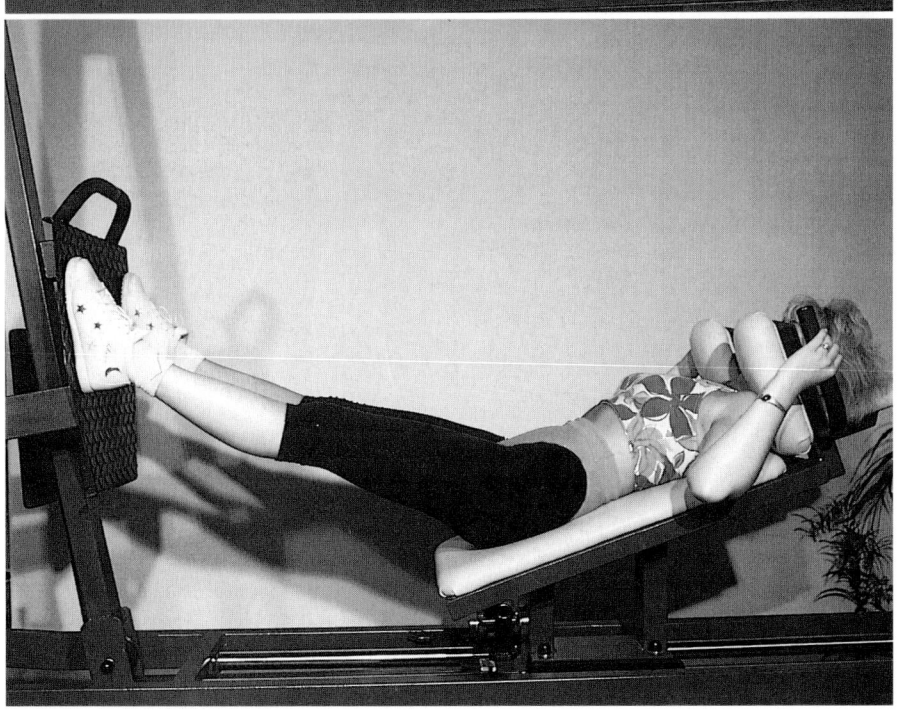

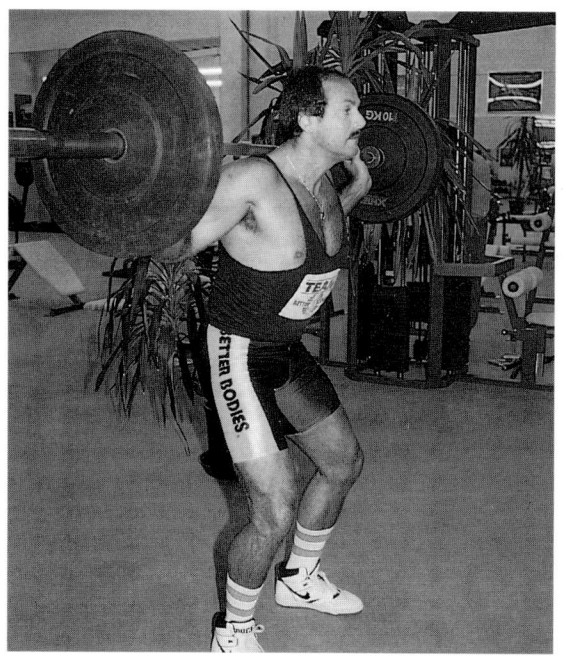

K 10a
Beinstreckschlinge: Drittel-Kniebeuge

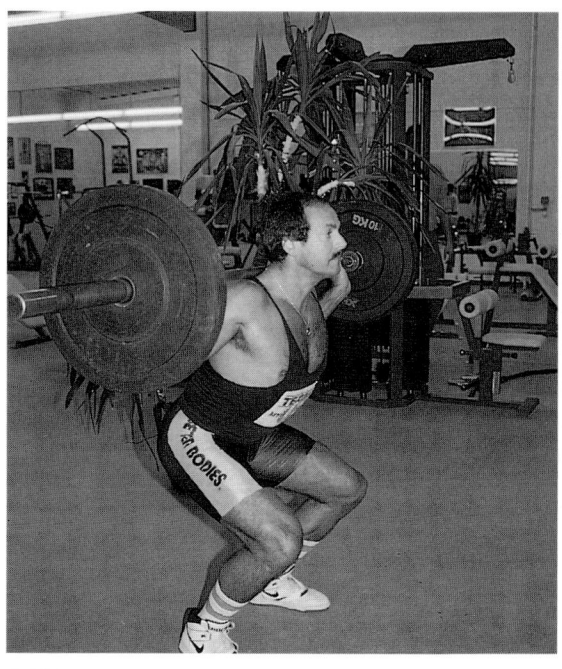

K 10b
Beinstreckschlinge: Halb-Kniebeuge

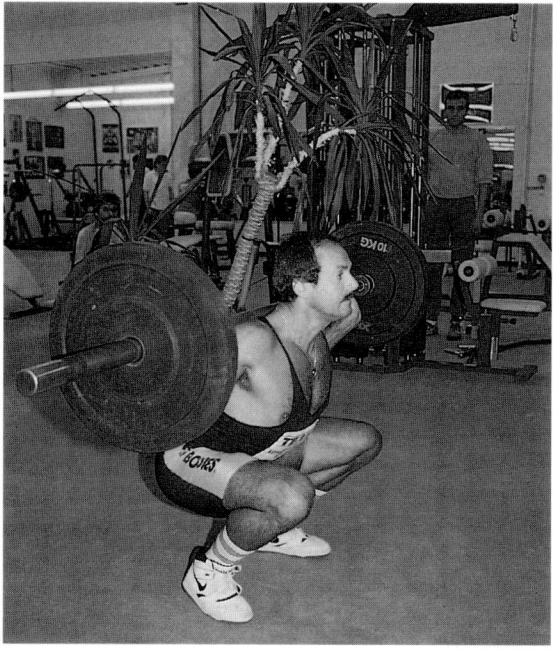

Dehnübungen
vergleiche D 4, D 5,
D 6.

K 10c
Beinstreckschlinge: Tief-
kniebeuge

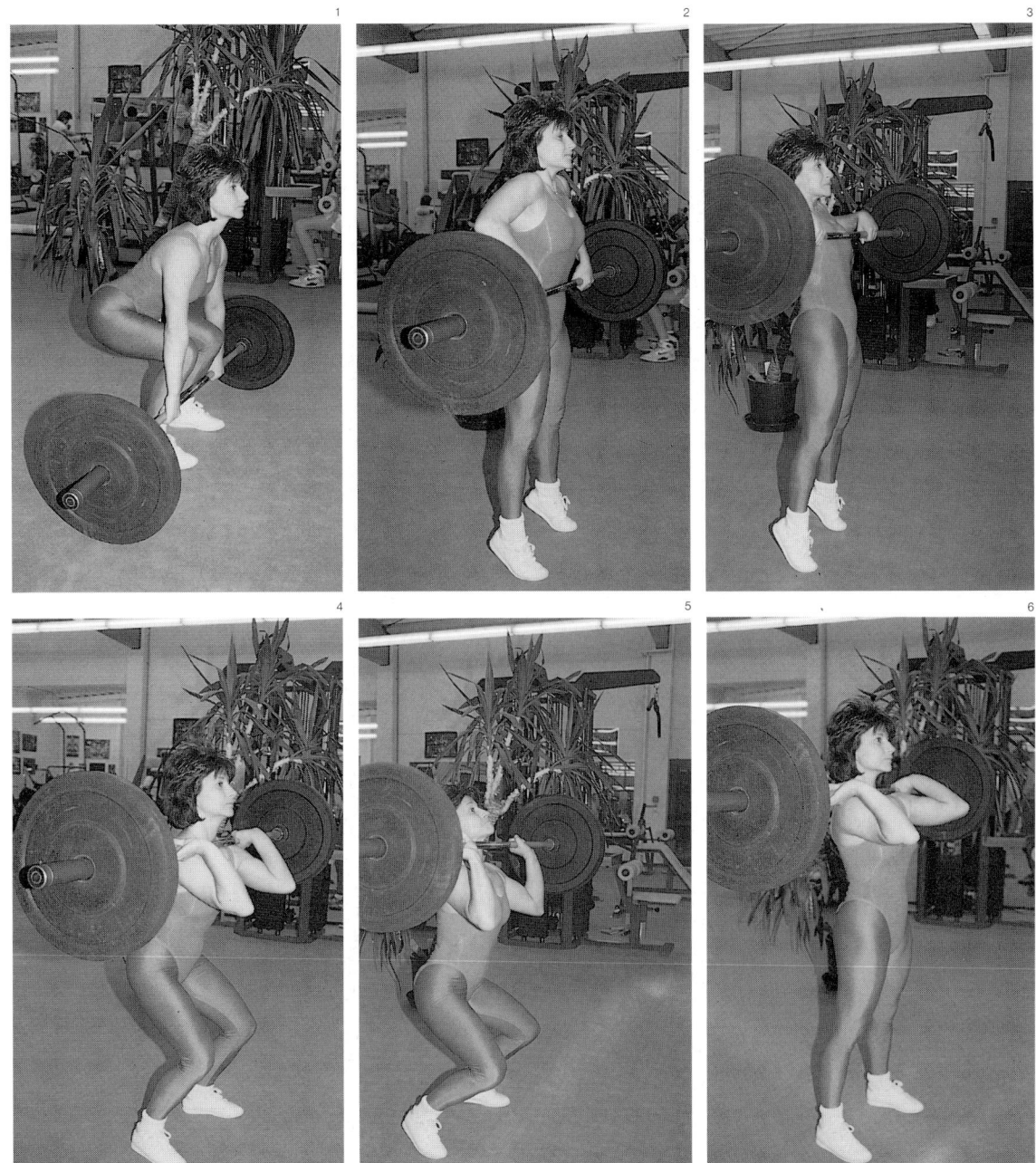

K 11

Beinstreckschlinge: Umsetzen (zusätzlich beteiligte Muskeln: M. erector trunci, Mm. obliqui abdominis, M. trapezius, M. deltoideus u. a.)

Hüfte – Rücken – Schultern

(vgl. Abb. 26–29)

Hüfte

Funktion der Muskeln an der Hüfte

Extension (Hüftstreckung)

M. glutaeus maximus

M. semimembranosus

M. semitendinosus

M. glutaeus medius

M. glutaeus minimus

M. biceps femoris caput langum

Abduktion (Abspreizung)

M. glutaeus maximus

M. glutaeus medius

M. glutaeus minimus

M. piriformis

M. tensor fasciae latae

Innenrotation (Einwärtsdrehung)

M. glutaeus medius

M. tensor fasciae latae

M. glutaeus minimus

Abb. 26

Beinvorderseite

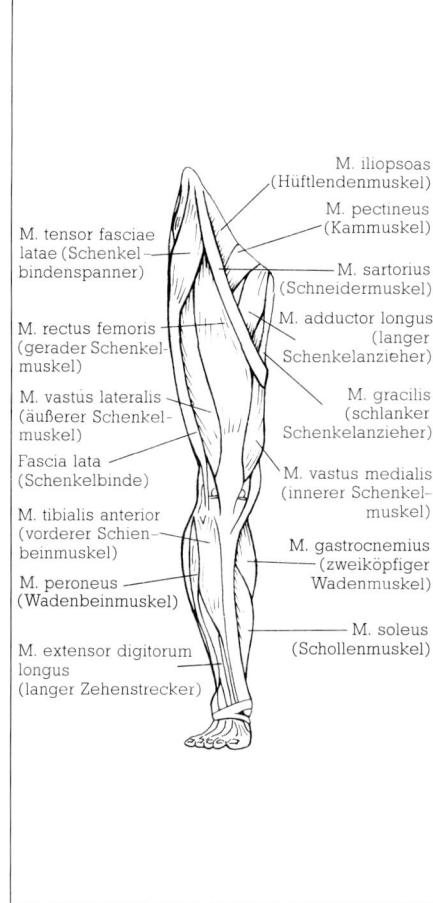

M. iliopsoas (Hüftlendenmuskel)

M. pectineus (Kammuskel)

M. tensor fasciae latae (Schenkelbindenspanner)

M. sartorius (Schneidermuskel)

M. rectus femoris (gerader Schenkelmuskel)

M. adductor longus (langer Schenkelanzieher)

M. vastus lateralis (äußerer Schenkelmuskel)

M. gracilis (schlanker Schenkelanzieher)

Fascia lata (Schenkelbinde)

M. vastus medialis (innerer Schenkelmuskel)

M. tibialis anterior (vorderer Schienbeinmuskel)

M. gastrocnemius (zweiköpfiger Wadenmuskel)

M. peroneus (Wadenbeinmuskel)

M. soleus (Schollenmuskel)

M. extensor digitorum longus (langer Zehenstrecker)

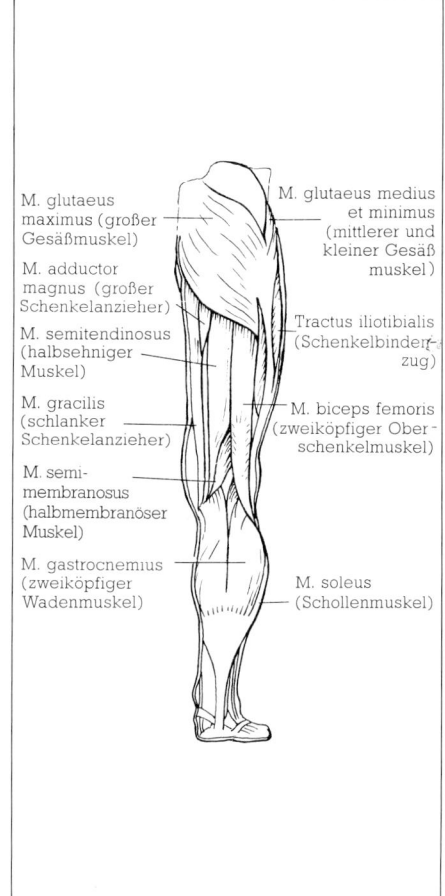

M. glutaeus maximus (großer Gesäßmuskel)

M. glutaeus medius et minimus (mittlerer und kleiner Gesäßmuskel)

M. adductor magnus (großer Schenkelanzieher)

Tractus iliotibialis (Schenkelbinderzug)

M. semitendinosus (halbsehniger Muskel)

M. gracilis (schlanker Schenkelanzieher)

M. biceps femoris (zweiköpfiger Oberschenkelmuskel)

M. semimembranosus (halbmembranöser Muskel)

M. gastrocnemius (zweiköpfiger Wadenmuskel)

M. soleus (Schollenmuskel)

Abb. 27

Beinrückseite

Außenrotation (Auswärtsdrehung)

M. glutaeus maximus
M. glutaeus medius
M. glutaeus minimus
M. sartorius
M. piriformis
M. gemellus superior
M. gemellus inferior
M. quadratus femoris

Hinweise: Der M. glutaeus maximus verhält sich ausgesprochen phasisch. In Verbindung mit der Bauchmuskulatur und der Oberschenkelrückseite sorgt er für die Aufrichtung des Beckens. Während die tonischen Muskeln M. iliopsoas, M. rectus femoris und die lumbalen Rückenmuskeln das Hohlkreuz verstärken, muß der M. glutaeus maximus für eine Aufrichtung sorgen, um Schäden der Zwischenwirbelscheiben und der kleinen Wirbelgelenke zu vermindern. Auch ist er der einzige Muskel, der in der Lage sein kann, das iliosakrale Gelenk zu stabilisieren.
Mm. glutaeus medius et minimus sind ebenfalls phasisch und führen bei Abschwächung zum Watschelgang der Hüfte. Die Folge ist auf Dauer eine Hüftarthrose.

Funktion der Muskeln an der Wirbelsäule

Extension (Streckung der Wirbelsäule)

M. splenius capitis
M. erector trunci, beidseitig mit Seitensträngen

Lateroflexion (Seitneigung der Wirbelsäule)

M. erector trunci, einseitig
M. obliquus abdominis, einseitig
M. latissimus dorsi, einseitig
M. trapezius pars ascendens, einseitig
M. trapezius pars descendens
M. splenius capitis
M. levator scapulae

Rotation (Drehung der Wirbelsäule um die eigene Achse)

gleiche Muskeln wie oben,
außer M. obliquus abdominis externus links und internus rechts bei Rotation nach rechts

Hinweise: Die Rückenstreckmuskulatur (M. erector trunci) ist im lumbalen Bereich tonisch, im thorakalen Bereich phasisch und im Nacken wieder tonisch. Um eine optimale Sicherung der Wirbelsäule zu gewährleisten, ist es bedeutsam,

● den lumbalen M. erector trunci zu dehnen und die Bauchmuskulatur zu trainieren,
● die Brustmuskulatur zu dehnen und den thorakalen M. erector trunci zu kräftigen,
● die Nackenmuskulatur (M. splenius capitis) durch Dehnung zu detonisieren und anschließend die Halsvorderseite (Mm. scaleni) aufzutrainieren.
Eine ausgewogene Rumpfmuskulatur kann viele lästige Schmerzen vermeiden helfen.

Funktion der Muskeln, die auf das Schultergelenk wirken

Anteversion (vorne anheben)
M. deltoideus pars acromialis clavicularis

M. trapezius ascendens

Abduktion (seitlich anheben)
M. deltoideus pars acromialis

M. trapezius pars descendens

M. supraspinatus (nicht eingezeichnet; liegt unter dem oberen Trapeziusrand)

Innenrotation (Einwärtsdrehen)
M. latissimus dorsi

M. teres major

Außenrotation (Auswärtsdrehen)
M. supraspinatus

M. infraspinatus

M. teres minor

Adduktion (Armanlegen)
M. latissimus dorsi

M. teres major

Retroversion (Zurückführen)
M. latissimus dorsi

Hinweise: Verletzungen oder Beschwerden der Schulter sind sehr häufig. Besonders betroffen sind die Schulterblattfixatoren, die eine ungestörte Arthokinematik (Gelenkbewegung) im Schultergelenk erst möglich machen.

Oberer Rücken und Schultern

Funktion der Schultermuskulatur

Schulterblattfixation bei Armbewegungen
M. rhomboideus major et minor

M. trapezius ascendens, transversa et descendens

M. serratus anterior

Schultergürtel hinten zusammendrücken und Extension der Brustwirbelsäule
M. trapezius alle Teile

M. rhomboideus major et minor

M. splenius capitis

M. latissimus dorsi

Hinweise: M. rhomboideus und M. trapezius ascendens sind phasisch veranlagt und können das Schulterblatt häufig nur ungenügend fixieren. Zusätzlicher Zug der Mm. pectoralis minor et major sorgt für eine statische Fehlhaltung in Brust und Halswirbelsäule.

Die tonische Wirkung des M. levator scapulae und M. trapezius pars descendens können zusätzlich hartnäckige Nackenschmerzen verursachen. Deshalb

- Dehnen der tonischen Brustmuskulatur,
- Auftrainieren von M. trapezius transversa und pars ascendens sowie M. rhomboideus major et minor,
- Dehnung der tonischen Nackenmuskulatur M. trapezius pars descendens und levator scapula,
- Kräftigung der Halsvorderseite (Mm. scaleni).

Sind eventuelle Dysbalancen auszugleichen, müssen natürlich Brust-, Hals-, Schulter- und Nackenmuskulatur zusammen mit Dehnung und Kräftigung trainiert werden.

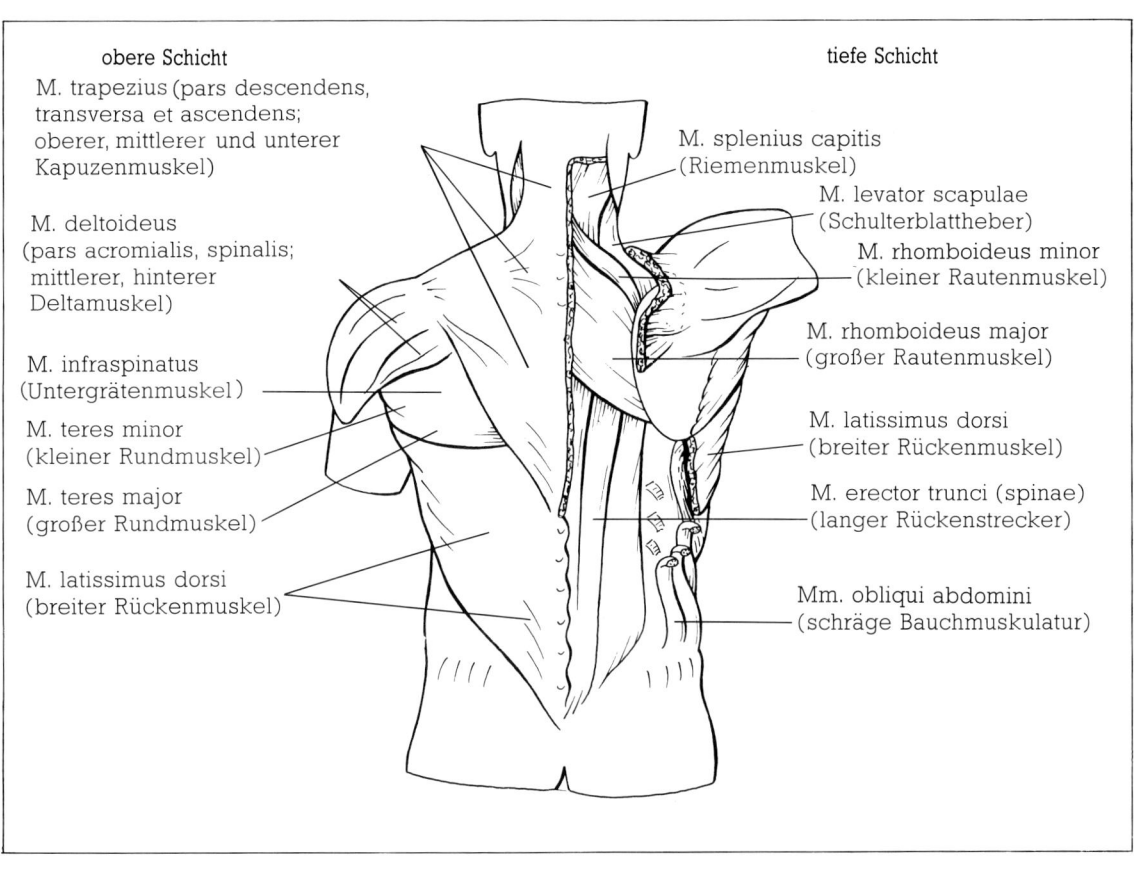

obere Schicht

M. trapezius (pars descendens,
transversa et ascendens;
oberer, mittlerer und unterer
Kapuzenmuskel)

M. deltoideus
(pars acromialis, spinalis;
mittlerer, hinterer
Deltamuskel)

M. infraspinatus
(Untergrätenmuskel)

M. teres minor
(kleiner Rundmuskel)

M. teres major
(großer Rundmuskel)

M. latissimus dorsi
(breiter Rückenmuskel)

tiefe Schicht

M. splenius capitis
(Riemenmuskel)

M. levator scapulae
(Schulterblattheber)

M. rhomboideus minor
(kleiner Rautenmuskel)

M. rhomboideus major
(großer Rautenmuskel)

M. latissimus dorsi
(breiter Rückenmuskel)

M. erector trunci (spinae)
(langer Rückenstrecker)

Mm. obliqui abdomini
(schräge Bauchmuskulatur)

Abb. 28

Rücken – Schultern
(linke Seite: obere
Schicht, rechte Seite:
tiefe Schicht)

69

Hüfte – Rücken

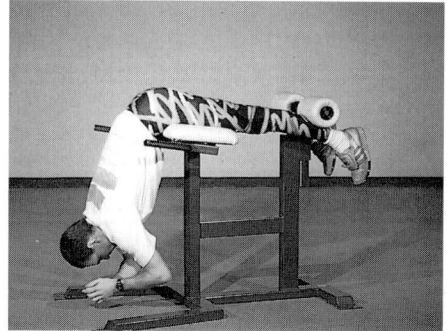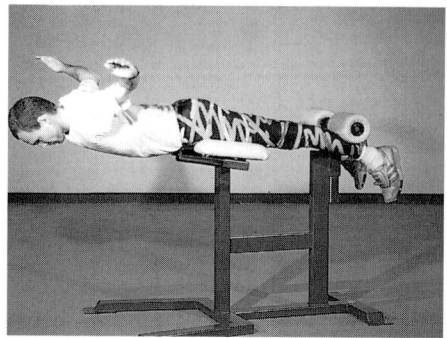

K 12a
M. erector trunci u. a.: Oberkörperaufrichten – Ausgangsstellung (1),
Endstellung (2) (kein Hohlkreuz!)

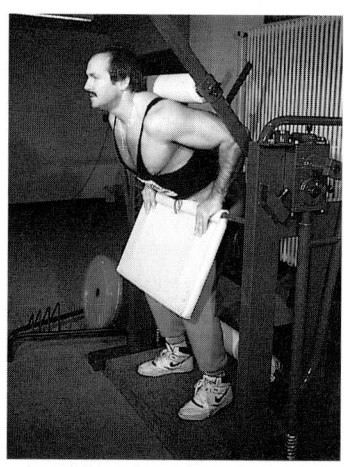

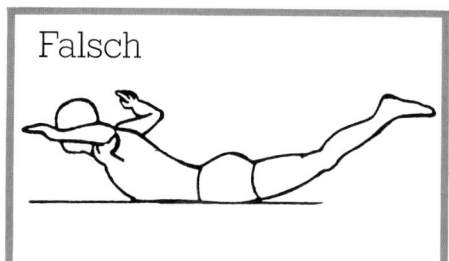

Falsch

Training der Rumpfmuskulatur
Hohlkreuzhaltung.
Führt zu Überlastung der Lendenwirbelsäule.

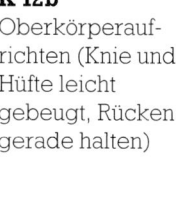

K 12b
Oberkörperauf-
richten (Knie und
Hüfte leicht
gebeugt, Rücken
gerade halten)

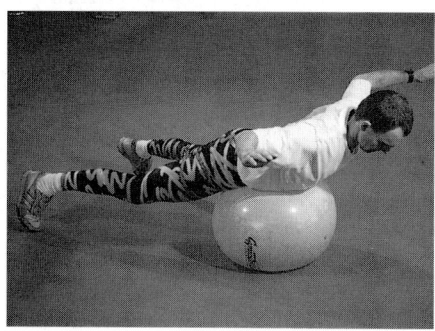

K 12c
Rückenstabilisierung auf dem Pezzi-Ball
(kein Hohlkreuz!)

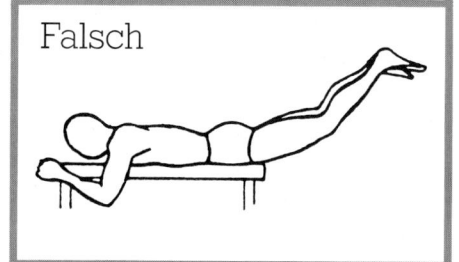

Falsch

Training der Rückenmuskulatur
Beine werden hierbei zu hochgezogen (Hohlkreuz).
Führt zu starker Belastung der Lendenwirbelsäule.

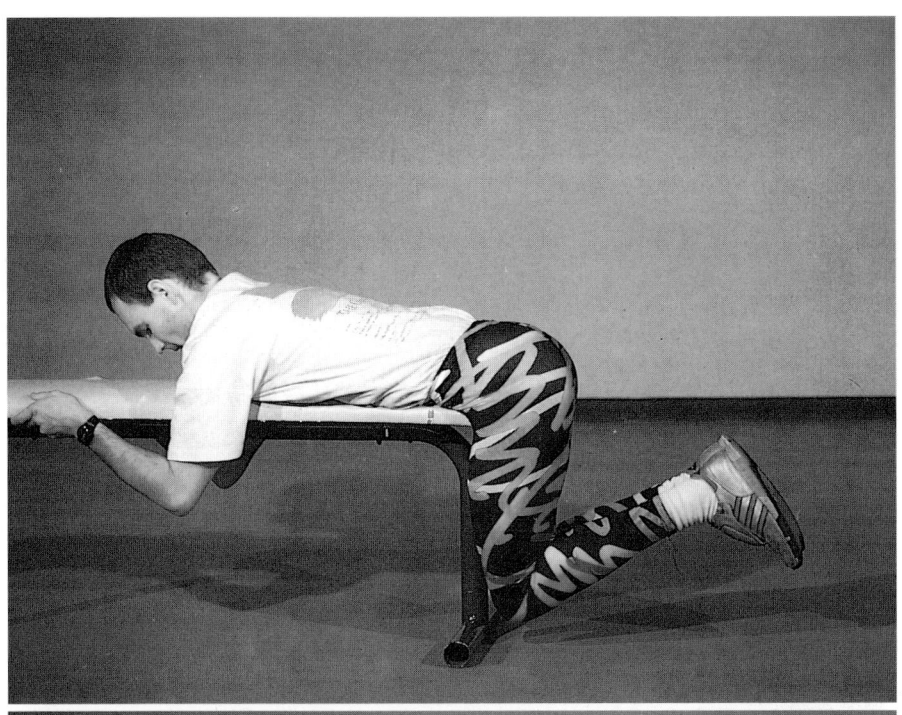

1

K 12d
Strecken im Hüftgelenk und in Lendenwirbelsäule –
Ausgangsstellung
(1), Endstellung (2)

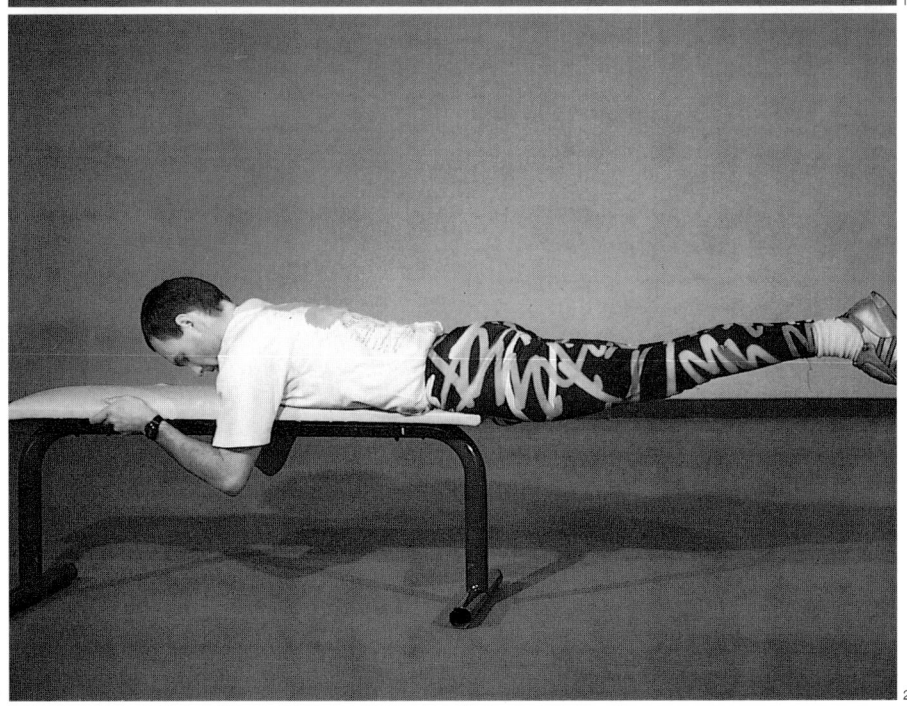

2

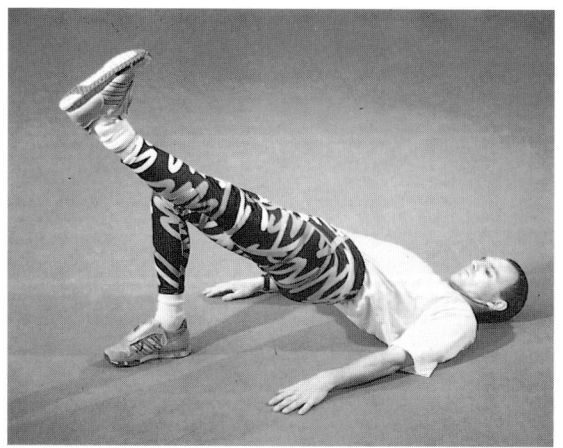
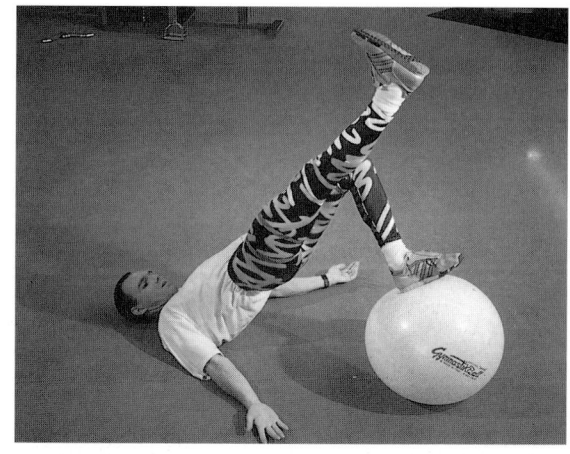
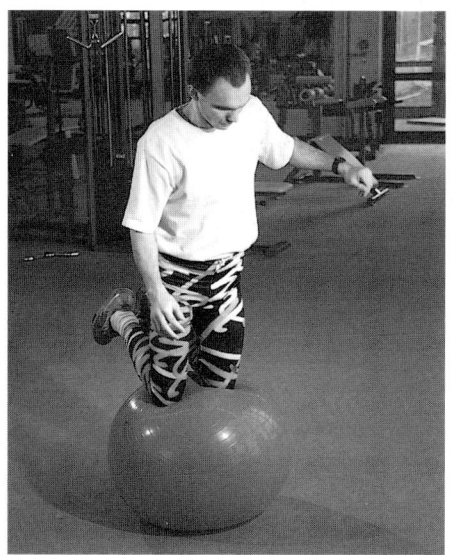
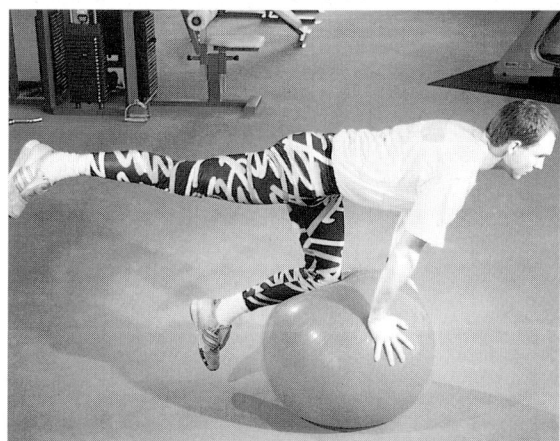
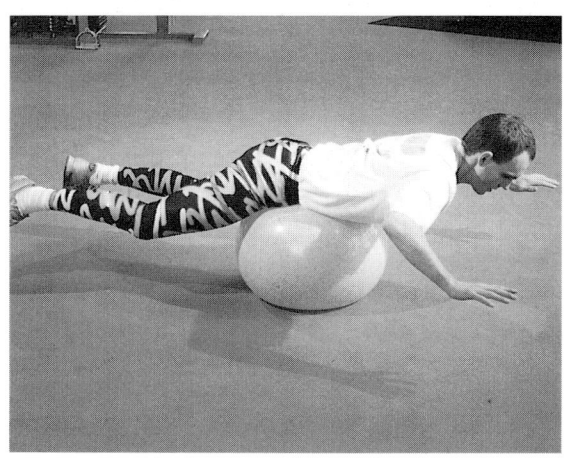

K 13a–e
Stabilisations- und Koordinationsübungen für Hüfte,
Becken, Lendenwirbelsäule

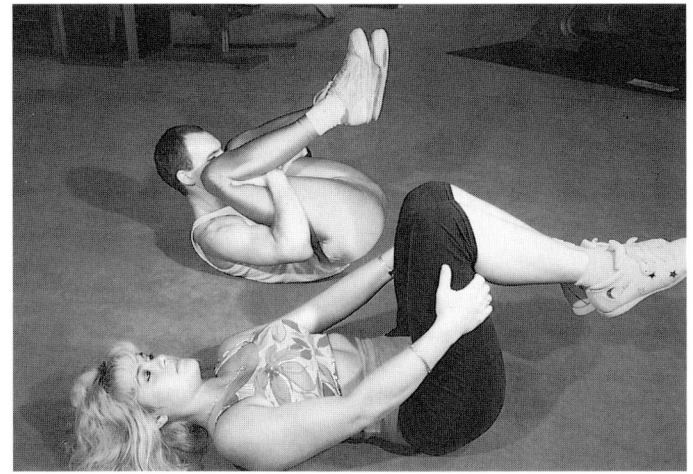

D 12a–e, D 13a–e
Dehnung von M. erector trunci und Mm. glutaeii: unten
Ausgangsstellung, oben Endstellung

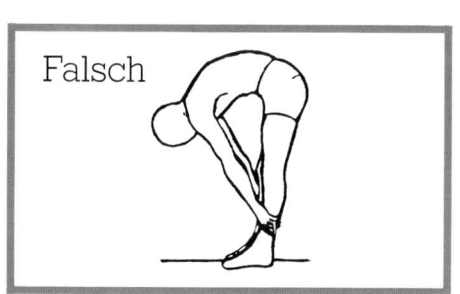

**Dehnung der Ober-
schenkelrückseite**
Führt zu Überlastung
der unteren Lenden-
wirbelsäule über den
Hebel des Oberkör-
pers.

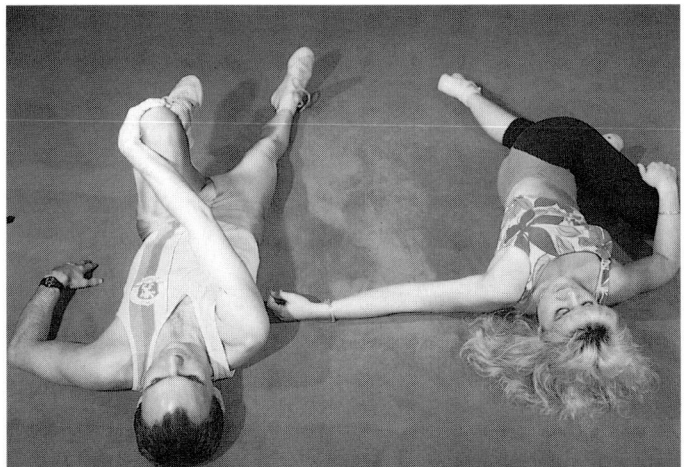

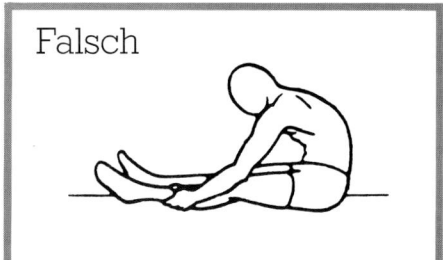

**Dehnung der Oberschenkelrückseite und
der Rückenmuskulatur**
Führt zu Überlastung der unteren Lendenwirbelsäule, Kompensation in der Brustwirbelsäule.

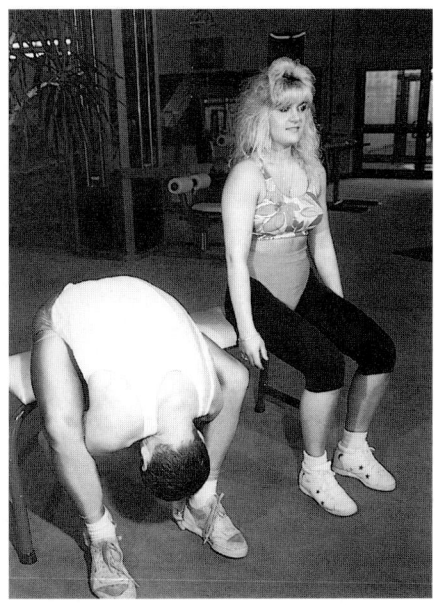

D 12a–e, D 13a–e
Dehnung von M. erector trunci und
Mm. glutaeii: rechts – Ausgangsstellung,
links – Endstellung

D 12a–e, D 13a–e
Diagonales Dehnen von M. erector
trunci und Mm. glutaeii: links –
Ausgangsstellung, rechts – Endstellung

73

K 14
M. erector trunci
u. a. (bodenseitig),
Mm. obliqui abdo-
minis: Stabilisie-
rungsübung
Wirbelsäule seitlich

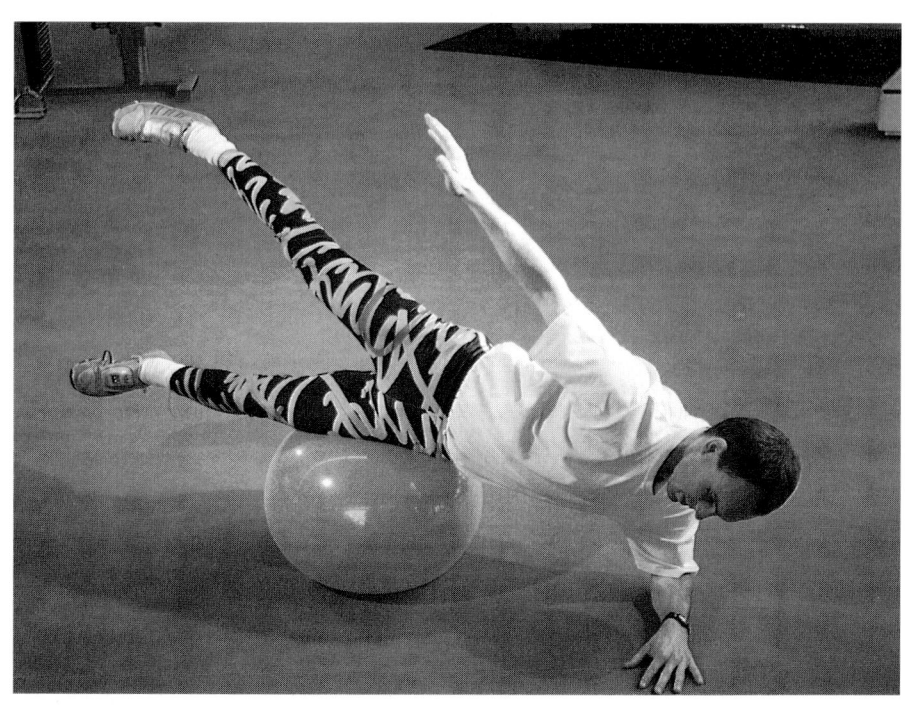

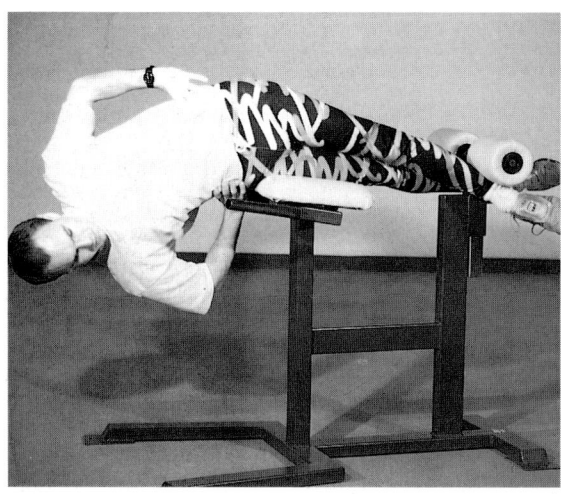
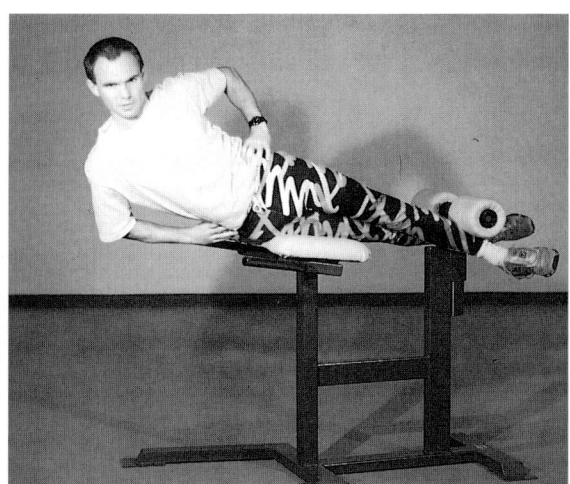

1

2

K 15
M. erector trunci u. a. (obere Seite), Mm. obliqui
abdominis: Rumpfaufrichten seitwärts (Hüfte
gestreckt!) – Ausgangsstellung (1), Endstellung (2)

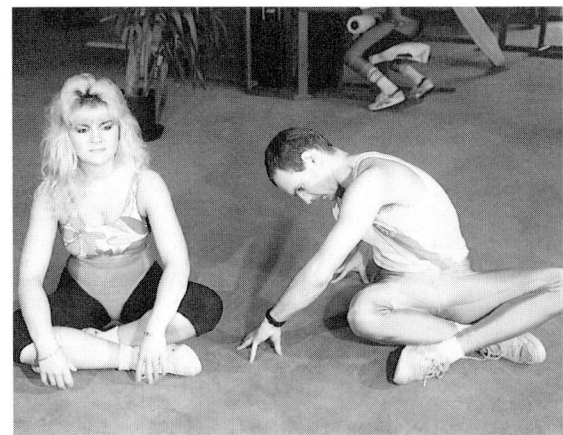

D 15a
Dehnung des M. erector trunci u. a.: links –
Ausgangsstellung, rechts – Endstellung

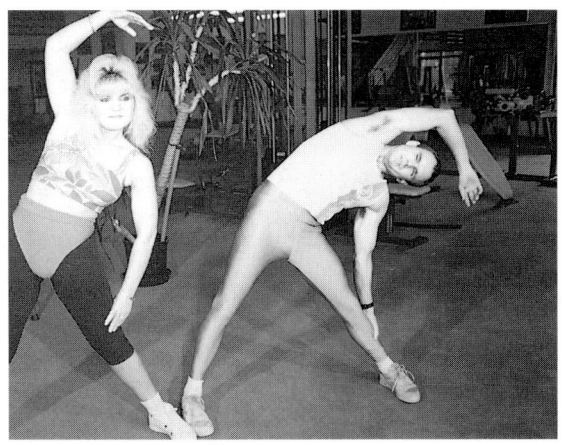

D 15b
Dehnung des M. erector trunci u. a. und Mm. obliqui
abdominis: links – Ausgangsstellung, rechts –
Endstellung

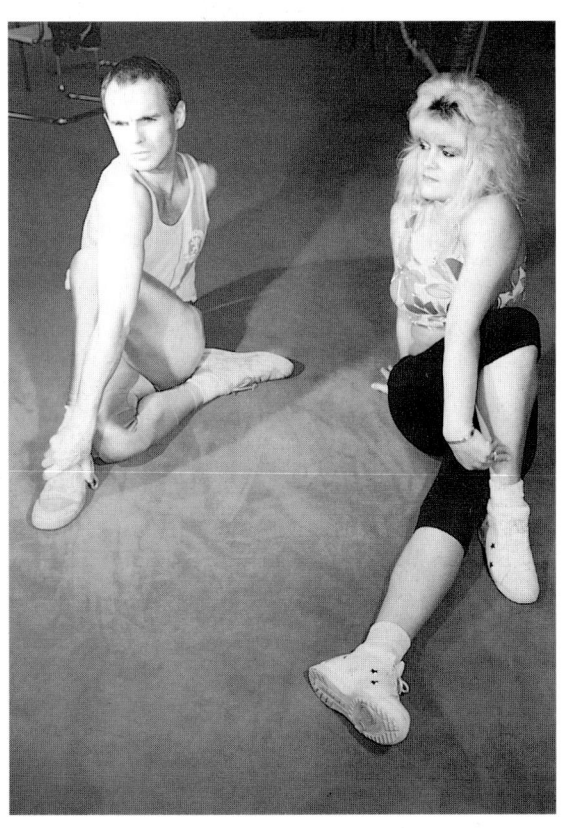

D 15c
Dehnung des M. erector trunci u. a. und Mm. obliqui
abdominis in der Rotation

Schultern

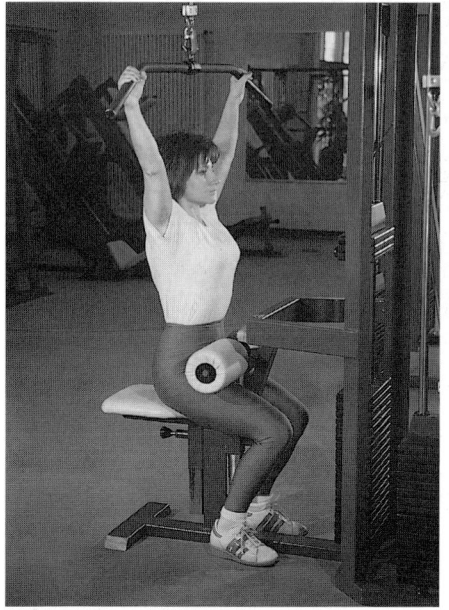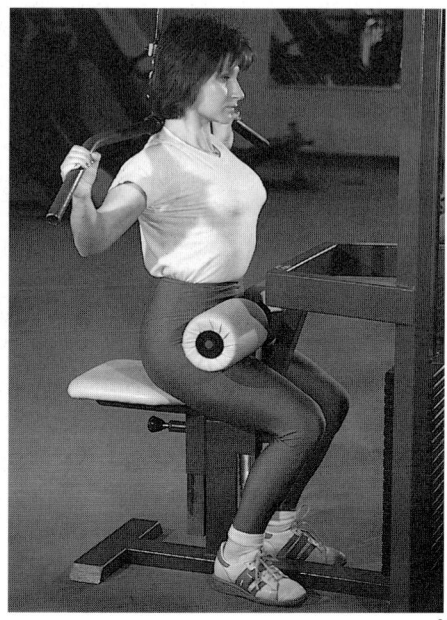

K 16a
M. latissimus, M. teres major u. a.:
Latziehen – Ausgangsstellung (1),
Endstellung (2)

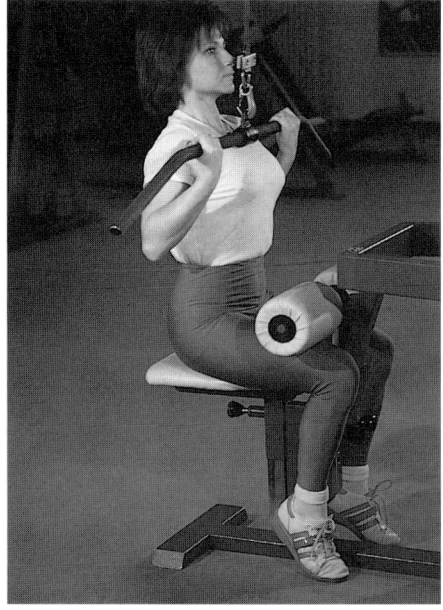

K 16b
Latziehen vor dem Kopf (Kammgriff)

K 17
M. latissimus, M. teres major
u. a.: Armseitsenken –
Ausgangsstellung (1),
Mittelstellung (2) (Endstellung: Hände an Ober-
schenkel)

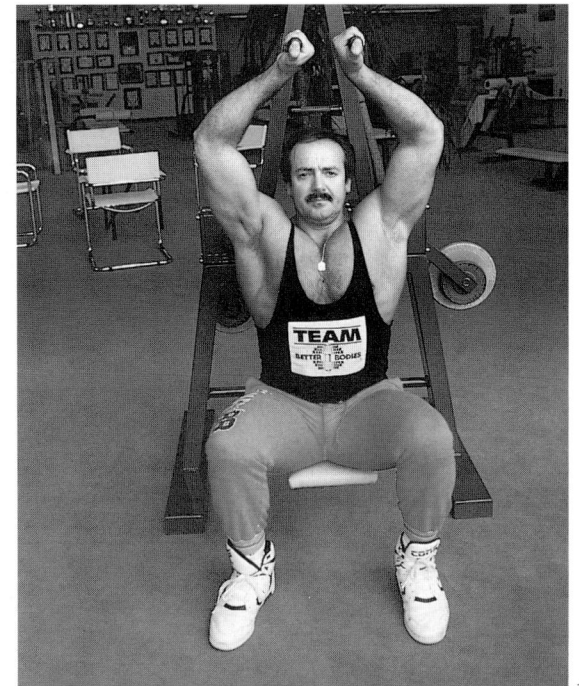

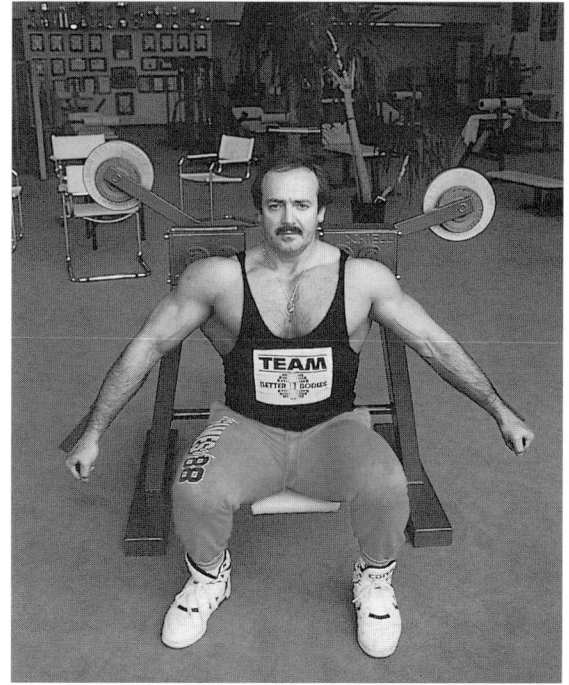

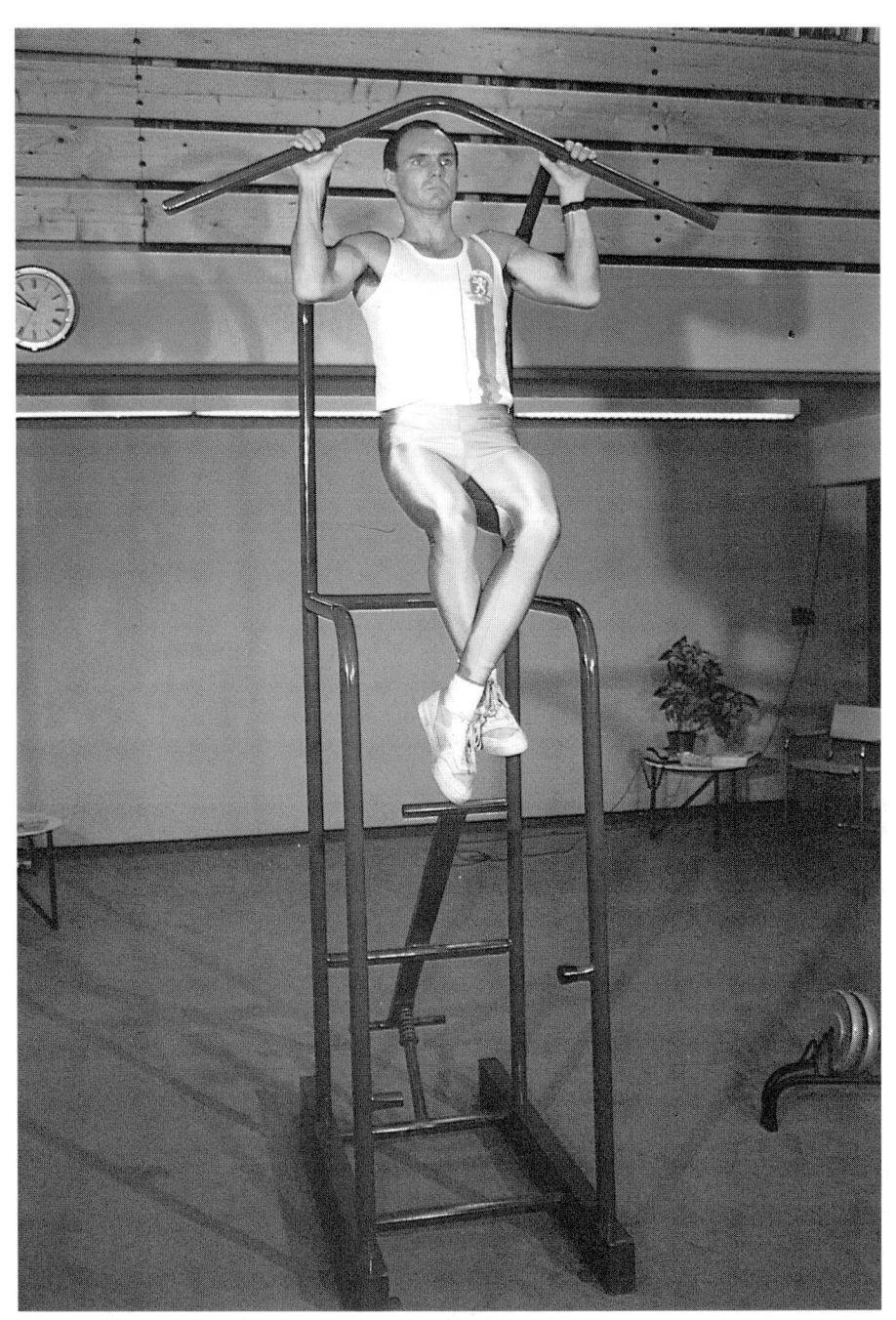

K 18
M. latissimus, M. teres major u. a.: Klimmziehen

K 19a
M. trapezius, M. deltoideus, Mm. rhomboidei u. a.: Butterfly rückwärts

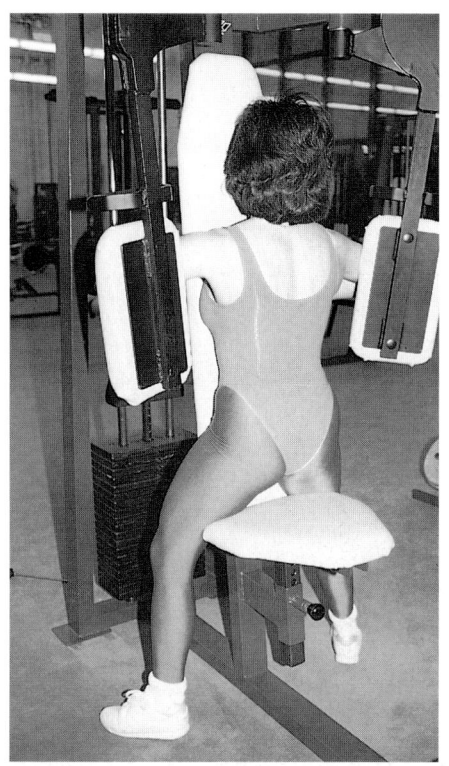

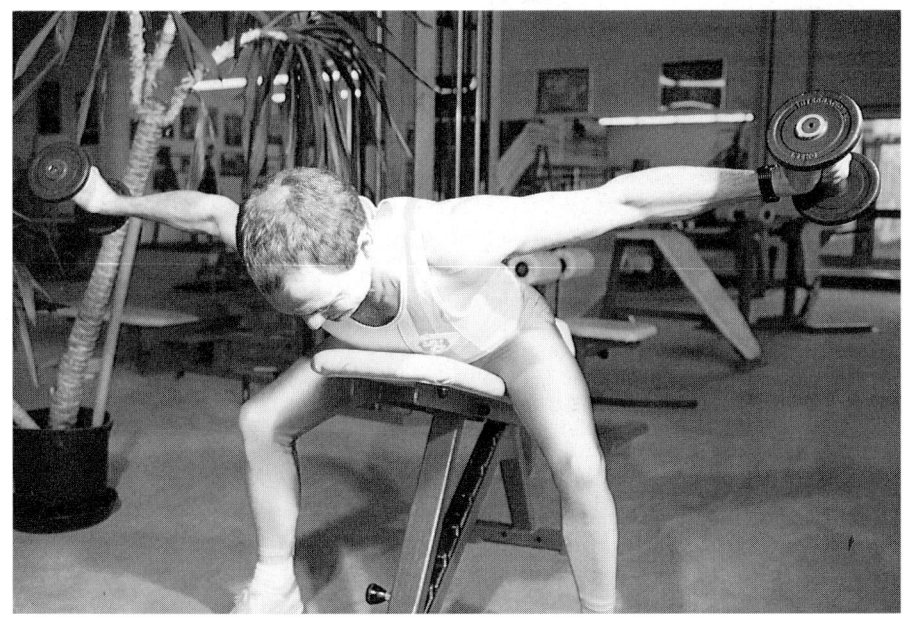

K 19b
M. trapezius,
Mm. rhomboidei,
M. deltoideus u. a.:
Butterfly rückwärts

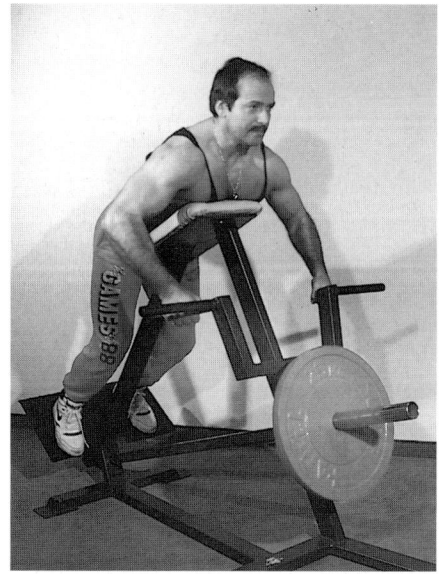

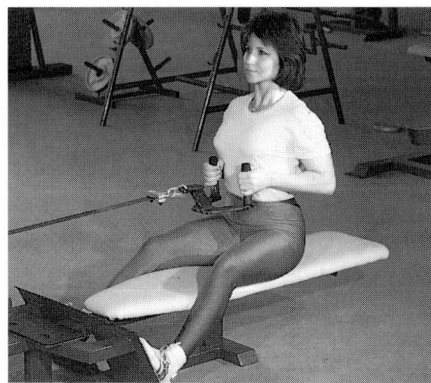

K 20b
Bankziehen sitzend

K 20a
M. latissimus, M. trapezius, Mm. rhomboidei u. a.: Bankziehen liegend

D 16 – D 20
Dehnung von M. deltoideus, pars spinalis et acromialis, links: Ausgangsstellung, rechts: Endstellung

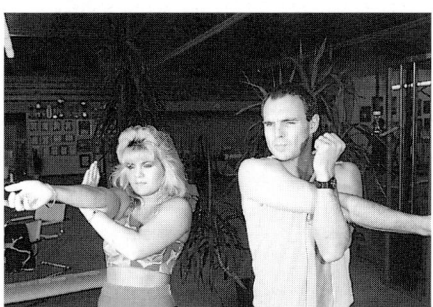

D 16 – D 20
Dehnung von M. latissimus, M. teres major u. a. – Endstellung

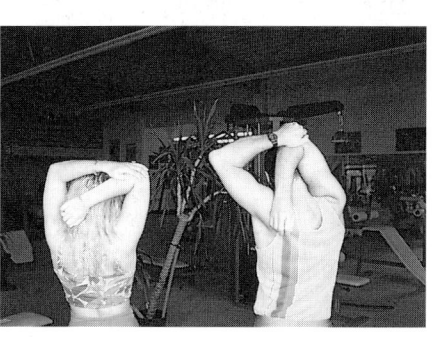

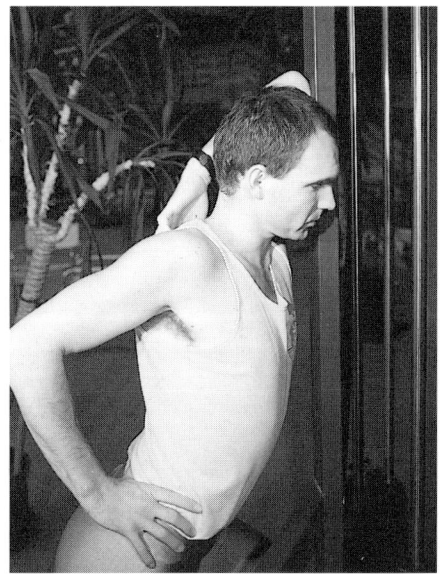

D 16 – D 20
Dehnung von M. latissimus, M. teres major u. a., links: Ausgangsstellung, rechts: Endstellung

K 21

M. deltoideus, M. trapezius,
M. serratus anterior u. a.:
Bankdrücken im Sitzen –
Ausgangsstellung (1),
Endstellung (2)

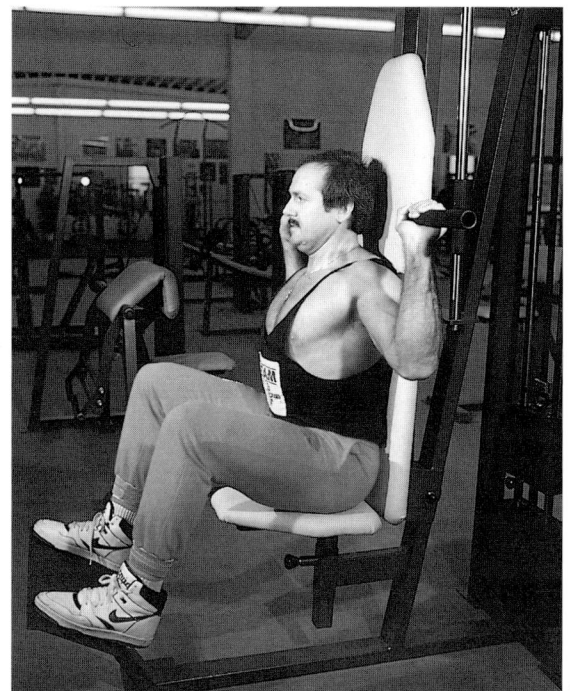

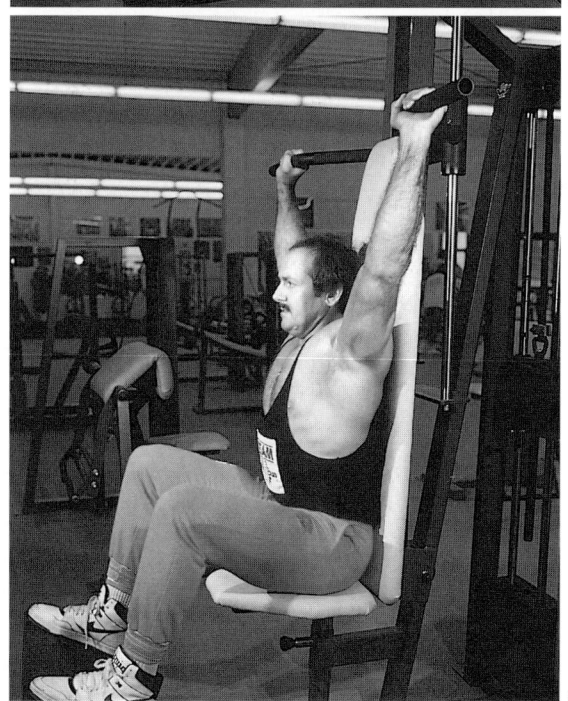

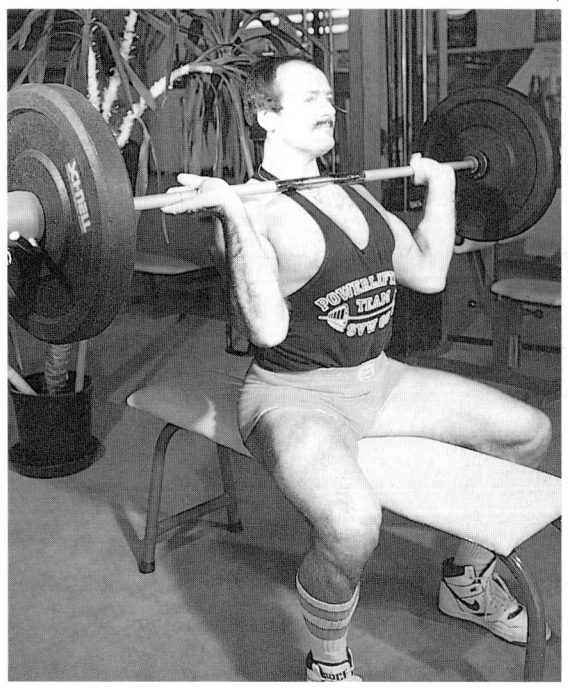
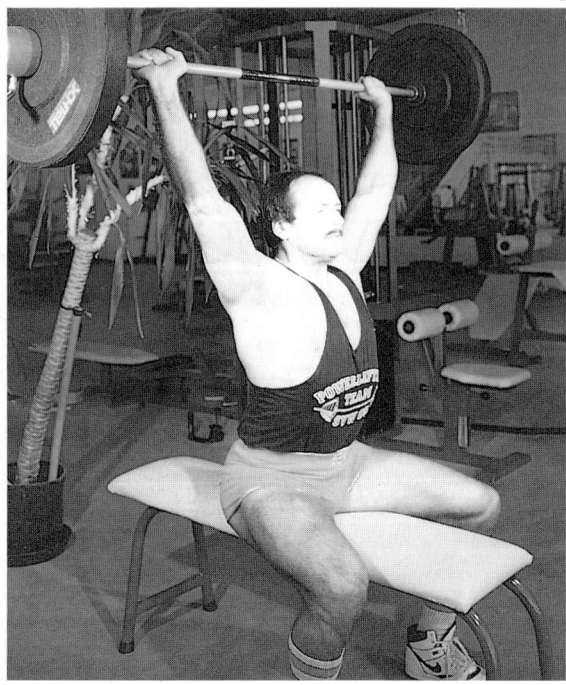

K 22a
Bankdrücken im
Sitzen (Hantel vor
Kopf) – Ausgangs-
stellung (1),
Endstellung (2)

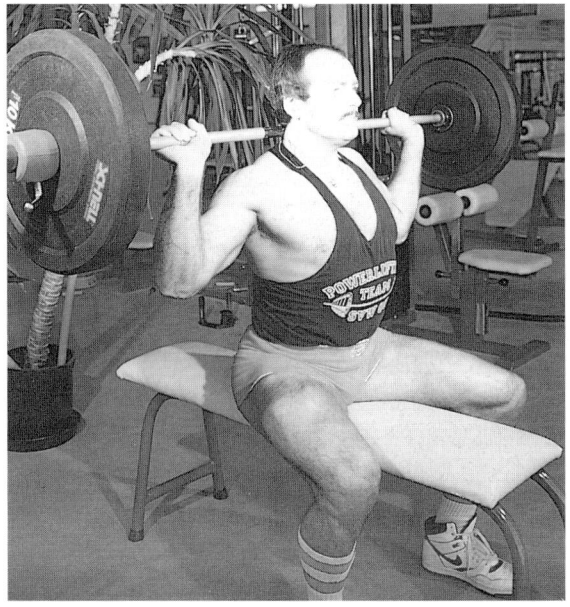

K 22b
Bankdrücken im Sitzen
(Hantel hinter Kopf) –
Ausgangsstellung

K 23

M. deltoideus, M. supraspinatus, M. serratus anterior
u. a.: Armseitheben –
Ausgangs- bis Mittelstellung
(1), Endstellung (2)

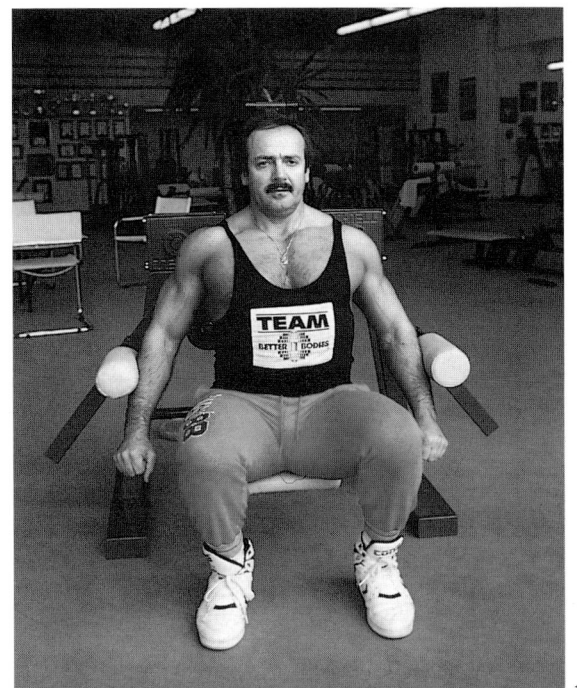

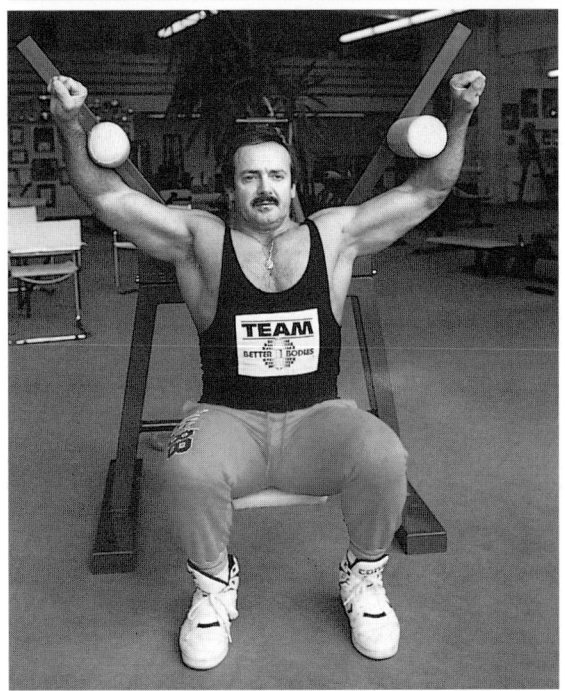

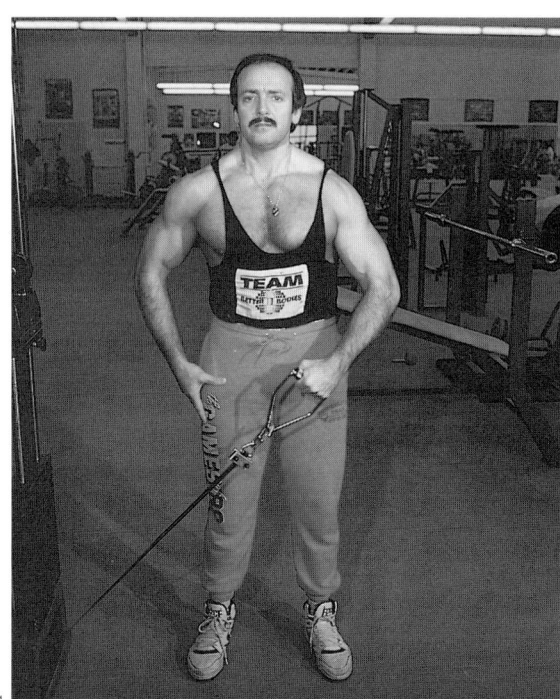

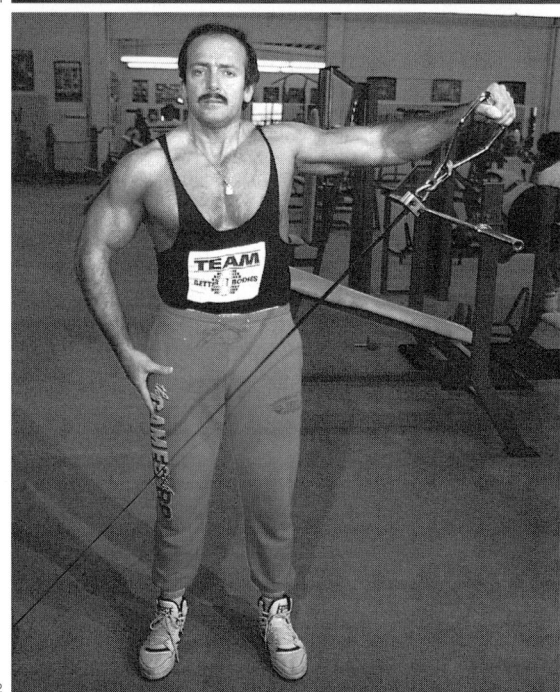

K 24
M. deltoideus, M. supraspi-
natus, M. infraspinatus,
M. trapezius u. a.: Arm-
Vorseitheben – Ausgangs-
stellung (1), Endstellung (2)

K 25
Arm-Vorseitheben (mit Kurzhanteln) – Ausgangsstellung
(1), Endstellung (2)

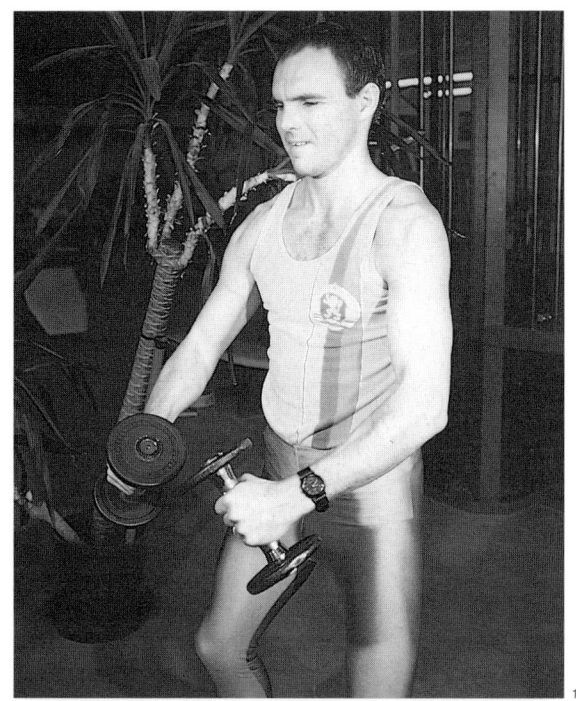

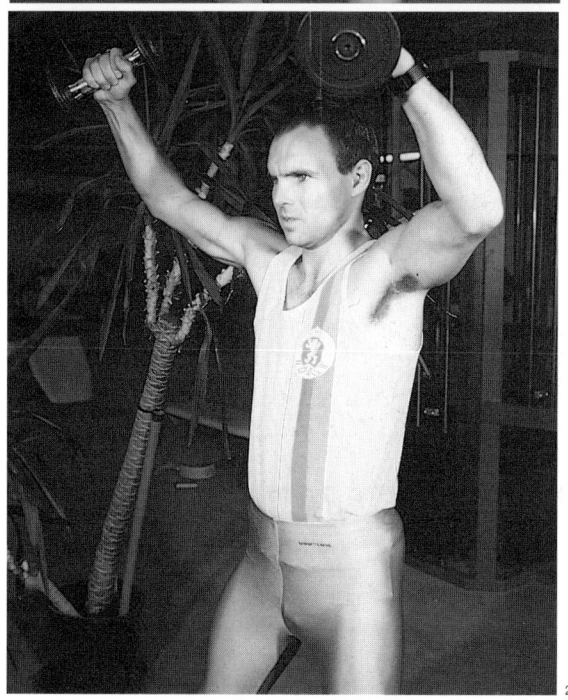

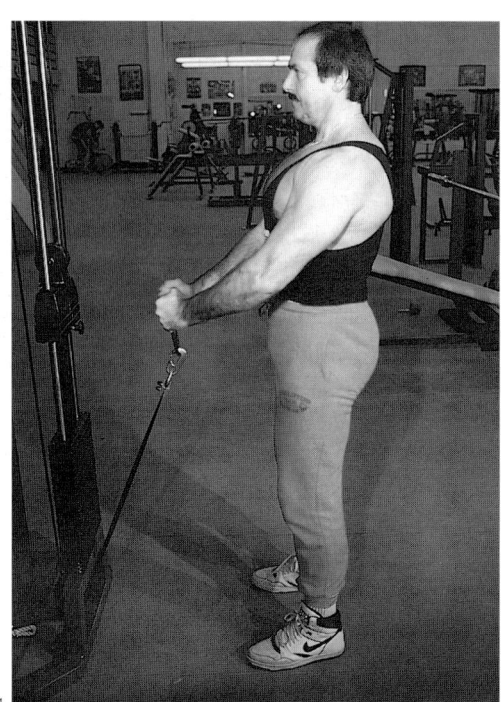

K 26
M. deltoideus, M. trapezius, M. serratus anterior: Arm-Vorheben – Ausgangsstellung (1), Endstellung (2)

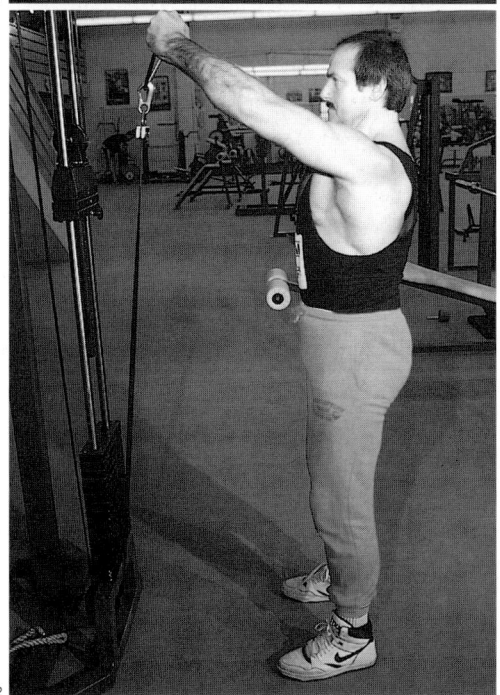

K 27
Arm-Vorheben (mit Kurzhanteln wechselseitig)

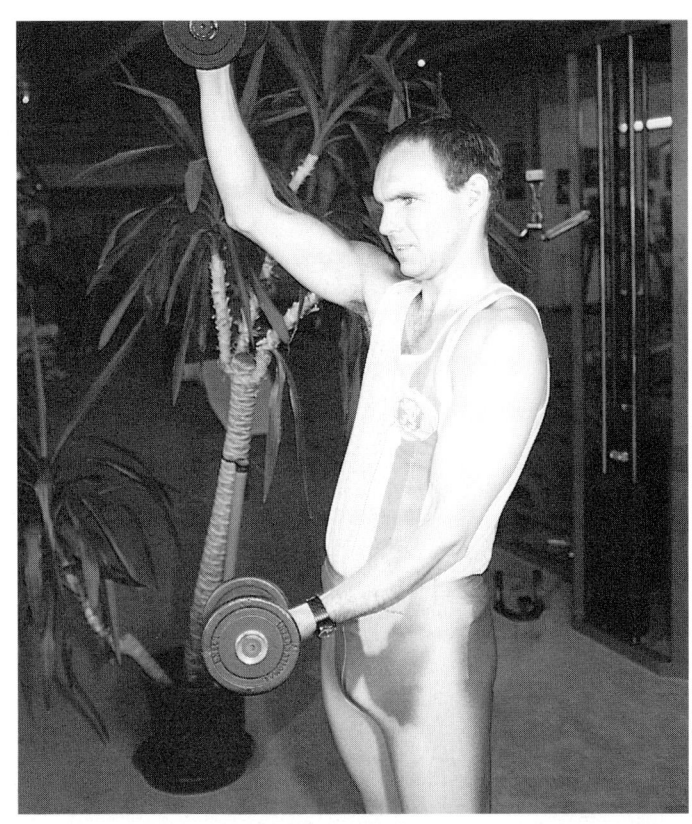

D 23 – D 27
Dehnung von M. levator scapulae,
M. trapezius u. a.: links – Ausgangsstellung, rechts – Endstellung

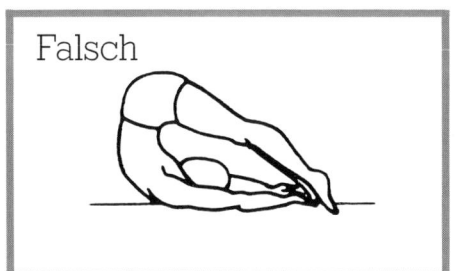

Falsch

Dehnung und Beweglichkeitsschulung der Wirbelsäule
Führt zu Überlastung im Halswirbelsäulen- /
Brustwirbelsäulenübergang.

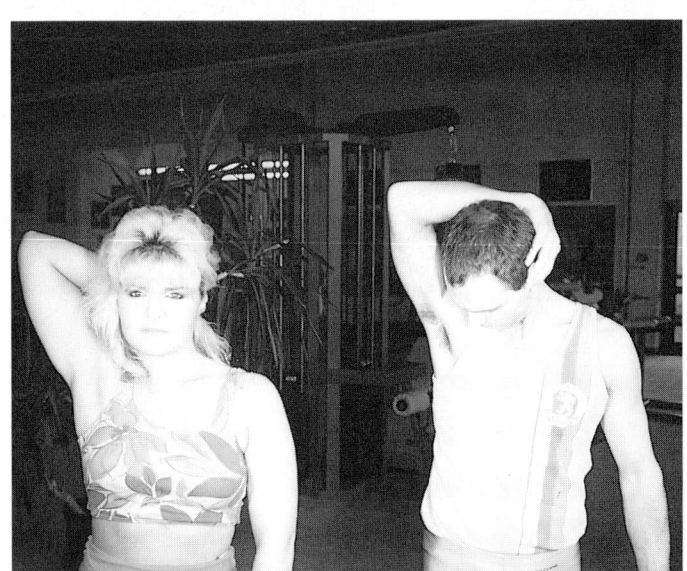

Bauch – Brust (Abb. 29)

Funktion der Bauchmuskeln
Bauchpresse
M. rectus abdominis
M. obliquus internus, externus, transversus abdominis
Flexion der Wirbelsäule (Beugung)
M. rectus abdominis
Rotation der Wirbelsäule (Drehen)
M. obliquus internus, externus, transversus abdominis
Seitbeugung der Wirbelsäule
M. rectus abdominis (einseitig)
M. obliquus internus, externus, transversus abdominis (einseitig)

Hinweise: Durch die phasische Reaktion der Bauchmuskulatur kommt es oft zu einem abgekippten Becken und damit zur Hohlkreuzbildung. Die tonischen lumbalen Rückenstrecker verstärken diese ungünstige Entwicklung noch.
Durch intensives funktionelles Training von Bauch- und Gesäßmuskulatur kann muskulären Dysbalancen wirksam begegnet werden.
Eine optimal trainierte Rumpfmuskulatur ist wichtig für alle alltäglichen Bewegungen und Voraussetzung für den Leistungssport.

Funktion der Brustmuskulatur
Anteversion (vorne anheben)
M. pectoralis major (oberer Anteil)
M. deltoideus pars clavicularis, acromialis
Innenrotation (Einwärtsdrehen)
M. pectoralis major
Adduktion (Armanziehen)
M. pectoralis major (unterer Anteil)
Schultern nach vorne ziehen
M. pectoralis major et minor

Abb. 29

Bauch und Brust mit tieferer Schicht der Brustmuskulatur

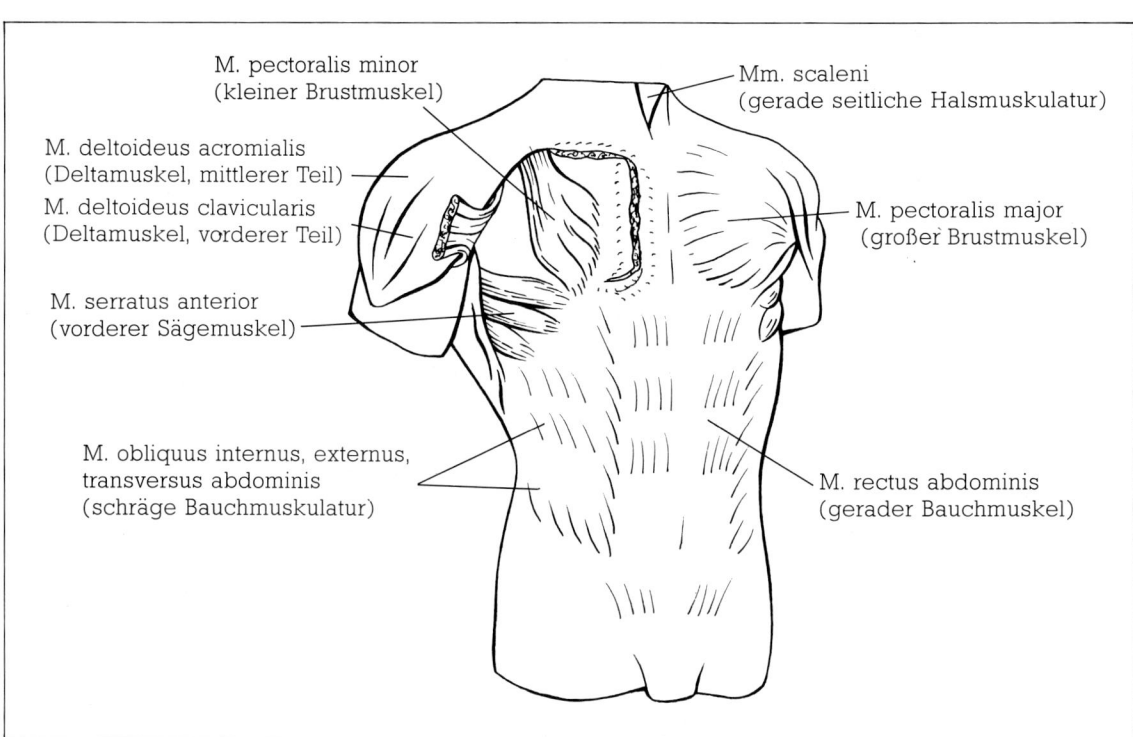

M. pectoralis minor
(kleiner Brustmuskel)

Mm. scaleni
(gerade seitliche Halsmuskulatur)

M. deltoideus acromialis
(Deltamuskel, mittlerer Teil)

M. deltoideus clavicularis
(Deltamuskel, vorderer Teil)

M. pectoralis major
(großer Brustmuskel)

M. serratus anterior
(vorderer Sägemuskel)

M. obliquus internus, externus,
transversus abdominis
(schräge Bauchmuskulatur)

M. rectus abdominis
(gerader Bauchmuskel)

Hinweise: Die tonischen, oft verkürzten Mm. pectoralis major und minor ziehen die Schultern nach vorne. Bei gleichzeitiger Schwäche der Rhomboiden kann es fatale Folgen für die statischen Verhältnisse von Hals- und Brustwirbelsäule und der Schultern haben.

Funktion der Halsmuskulatur
Die seitlichen und vorderen Halsmuskeln haben besonders wichtige Halteaufgaben zu erfüllen und werden meist vernachlässigt. Eine kräftige Muskulatur an der Halsvorderseite ist der entscheidende Gegenspieler zu den tonischen Nackenmuskeln.

Bauch

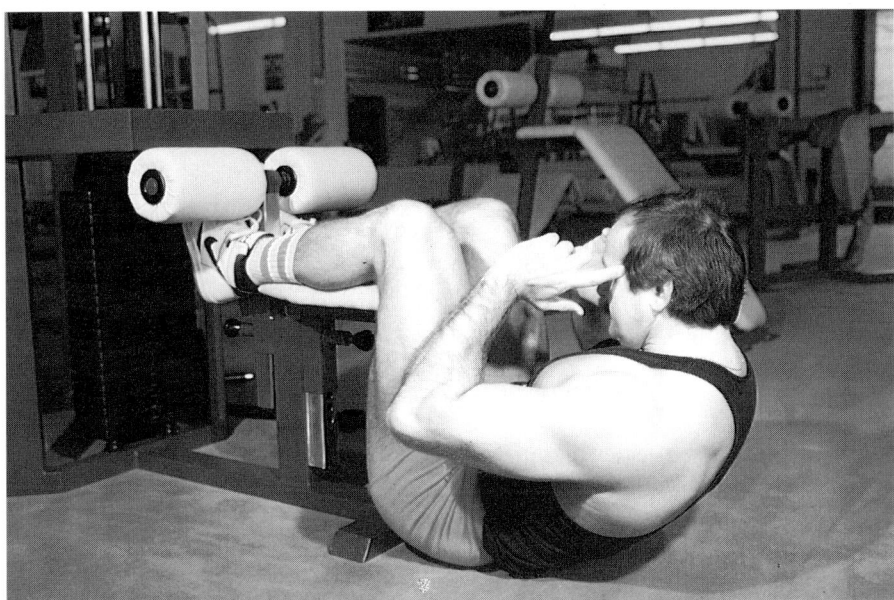

K 28
M. rectus abdominis u. a.: Beugen der Lendenwirbelsäule mit Beckenaufrichtung (Sit-up), Hände seitlich des Kopfes, Lendenwirbelsäule darf den Boden nicht verlassen.

Bauchmuskulatur
Fixierung der Füße.
Führt zu Beanspruchung des stärksten Hüftbeugemuskels und zur Fehlbelastung der Lendenwirbelsäule (Hohlkreuzbildung).

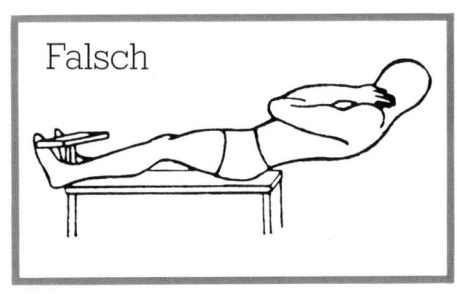

Falsch

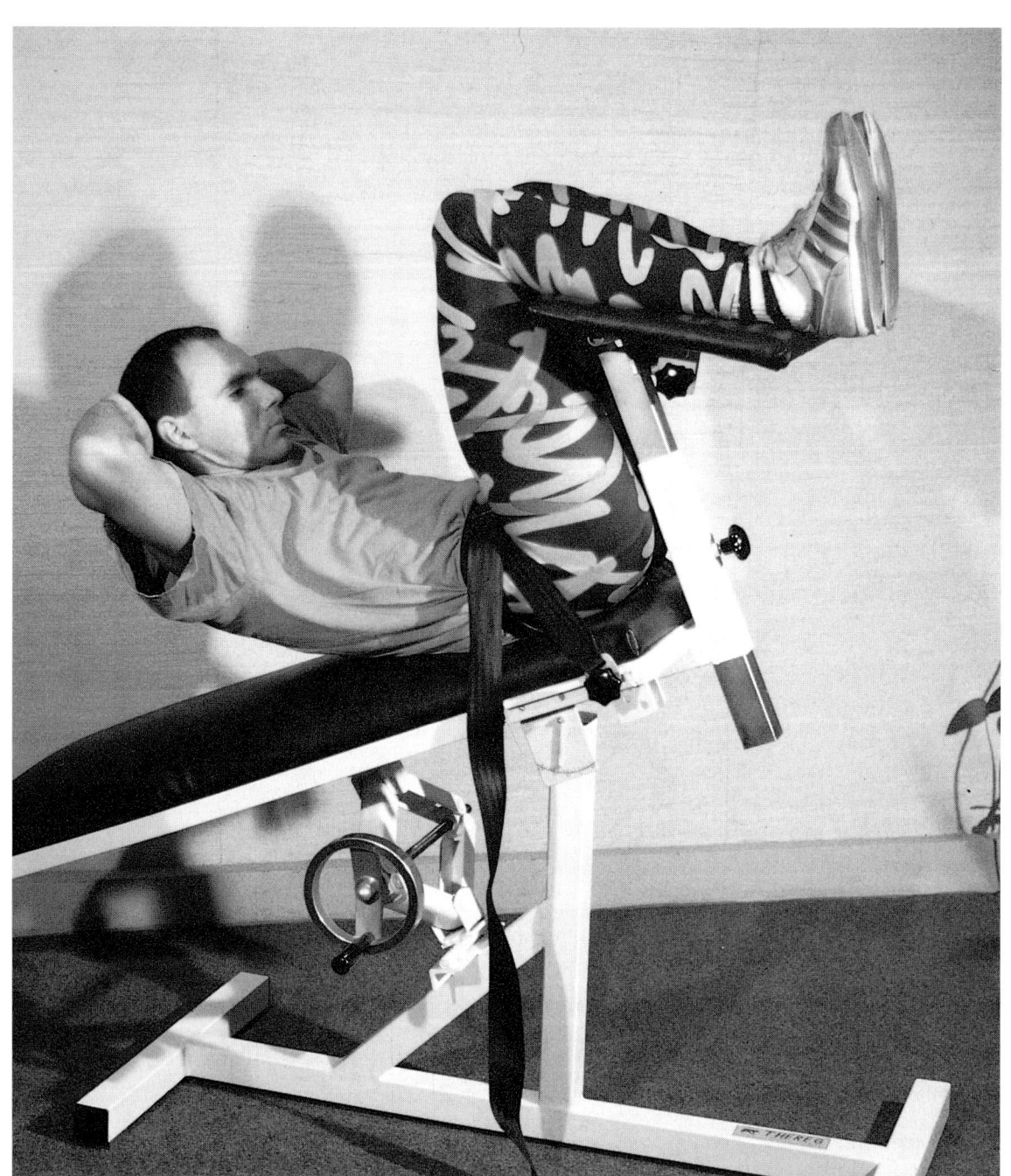

K 29

M. rectus abdominis u. a.: Wie K 28, zusätzlich Zehen anziehen

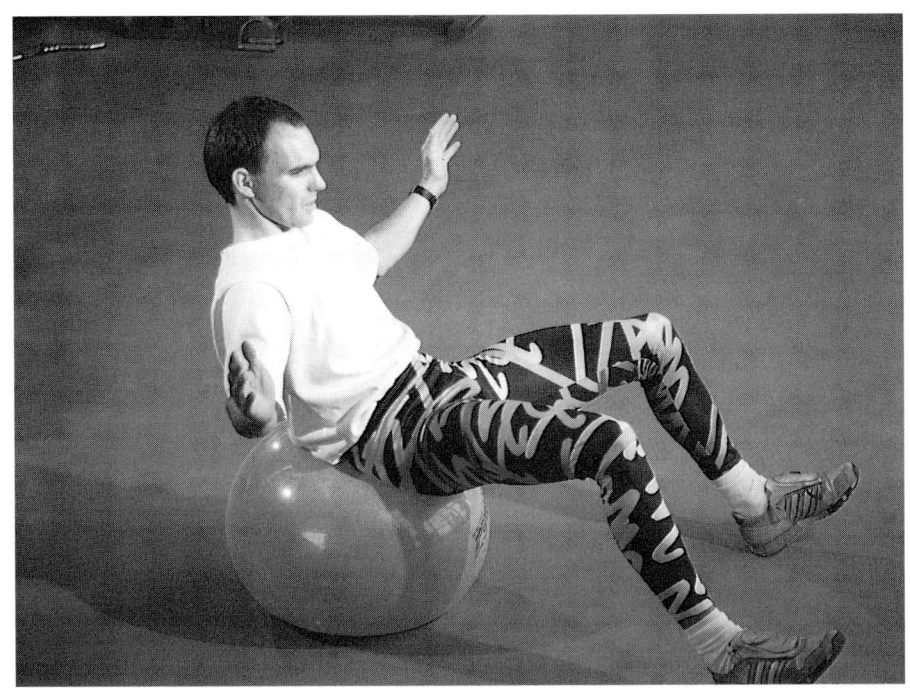

K 30
M. rectus abdominis
u. a.: Statischer
Halbsitz auf Pezzi-
Ball, Zehen
anziehen, kein
Hohlkreuz

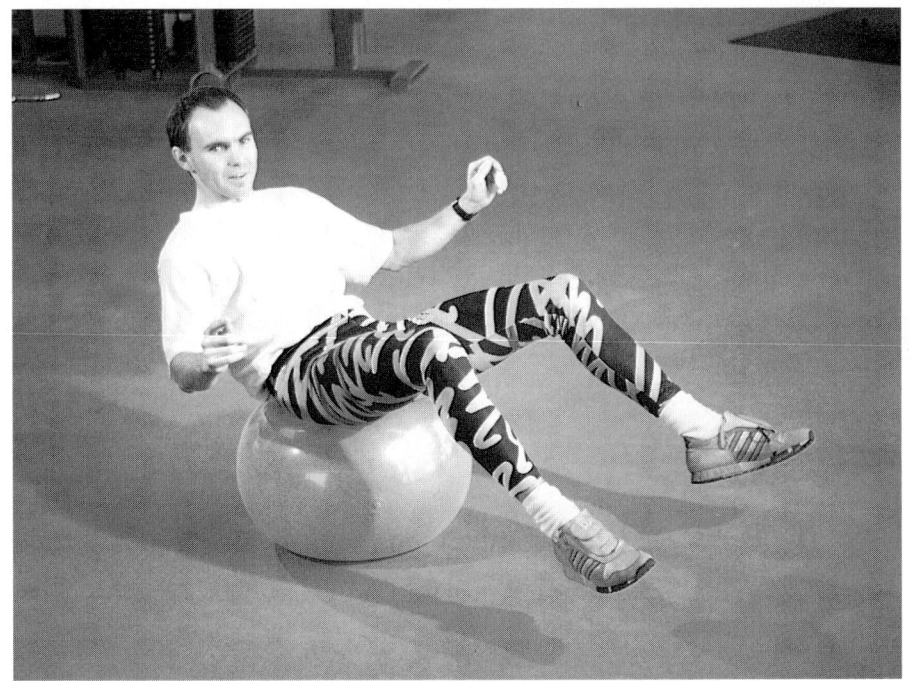

K 31
Wie K 30, jedoch
balancierend

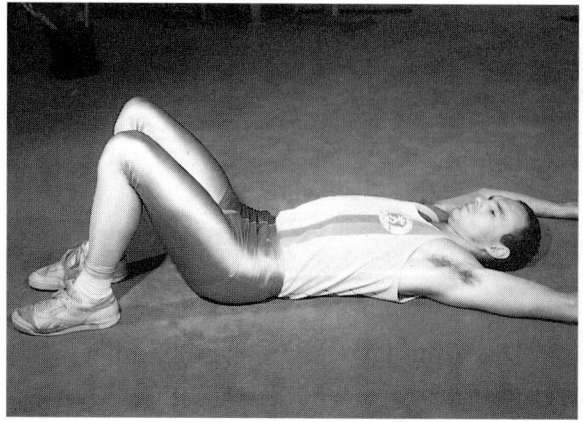
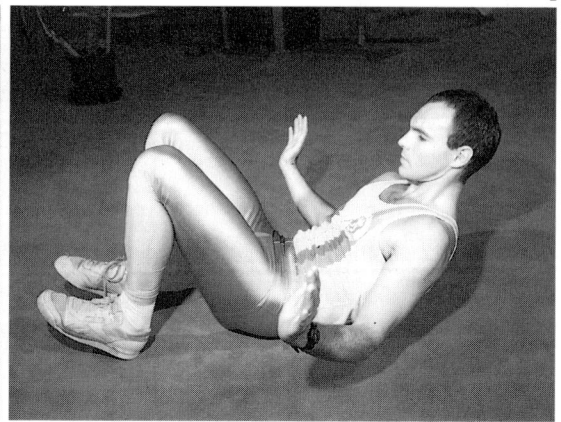

K 32a

M. rectus abdominis u. a.: Ausgangsstellung Sit-up, Knie und Hüfte gebeugt, Hände nach hinten gestreckt (1)

Endstellung (Sit-up), Lendenwirbelsäule darf Boden nicht verlassen, Zehen anziehen (2)

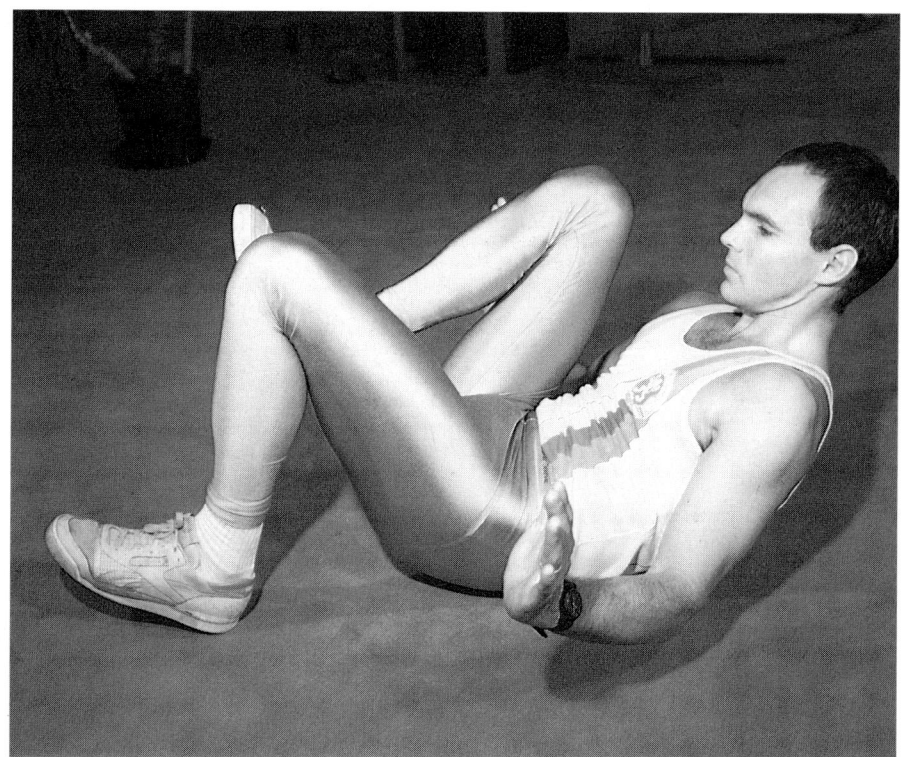

K 32b

Wie K 32a, jedoch ein Knie anziehen

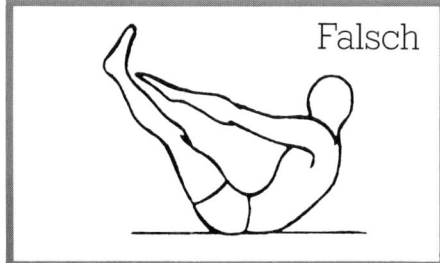

Falsch

Training der Bauchmuskulatur (Klappmesser)

Kräftigung der Hüftbeugemuskulatur.
Führt in der ersten Bewegungsphase (Arme –
Beine gestreckt) durch momentane Hohlkreuzbildung zur extremen Beanspruchung
am Übergang Lendenwirbelsäule–Kreuz-
bein.

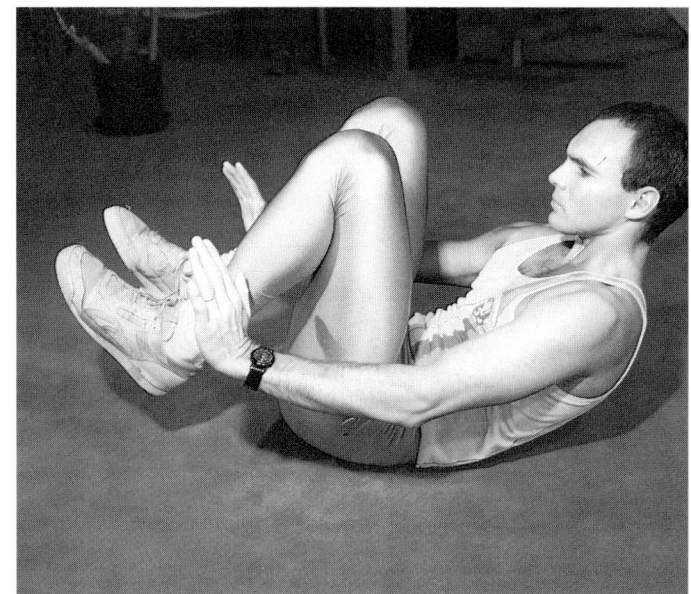

K 32c
Wie K32b, jedoch beide Knie anziehen (Klappmesser-Ersatz!)

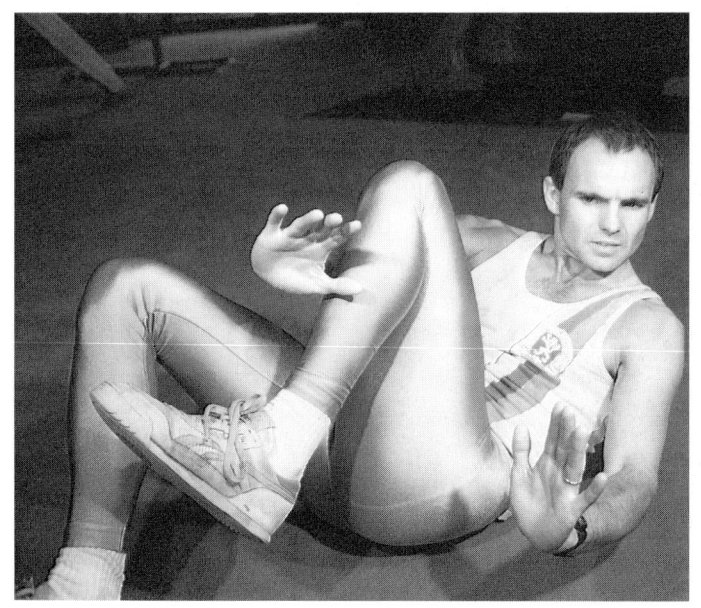

K 32d
M. rectus abdominis, Mm. obliqui abdominis: Endstellung
Drehsit-up mit Anziehen eines Knies

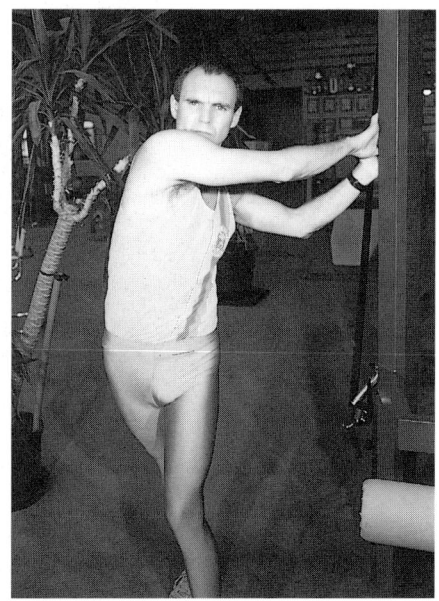

D 32d
Dehnung der Mm. obliqui abdominis

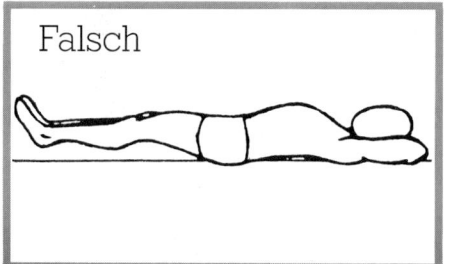

Falsch

Bauchmuskeltraining

Durch das Gewicht der Beine weicht die Lendenwirbelsäule aus und verstärkt das Hohlkreuz. Durch diese Fehlbelastung kommt es häufig zu Rückenschmerzen in der Lendenwirbelsäule.

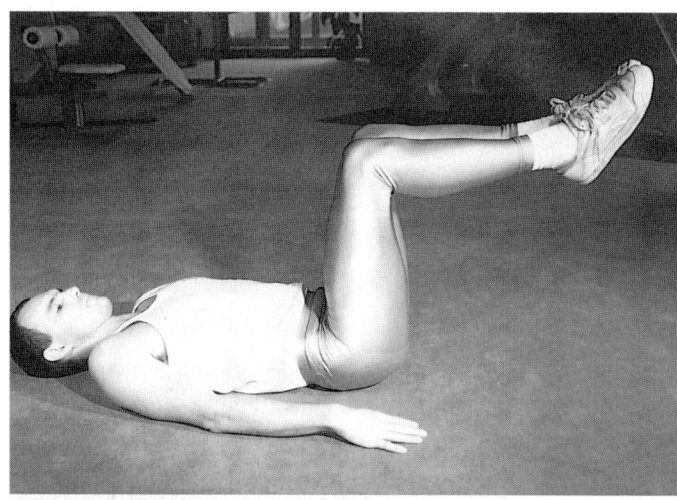

K 33

M. rectus abdominis (unterer Anteil): Ausgangsstellung Gesäß anheben (1)

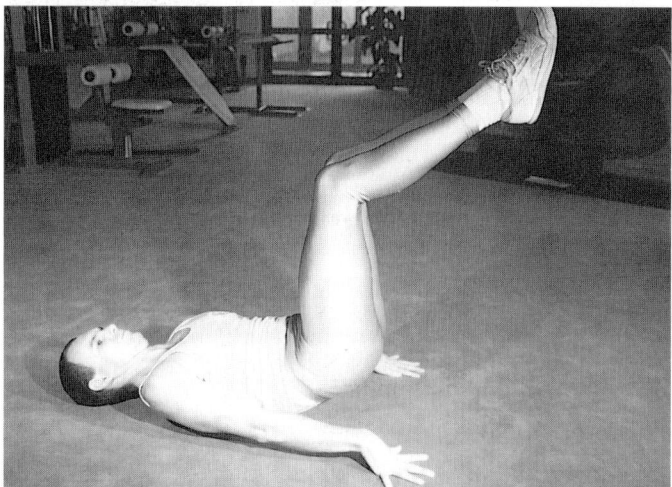

Endstellung Gesäß anheben, Knie nicht in Richtung Kopf ziehen (2)

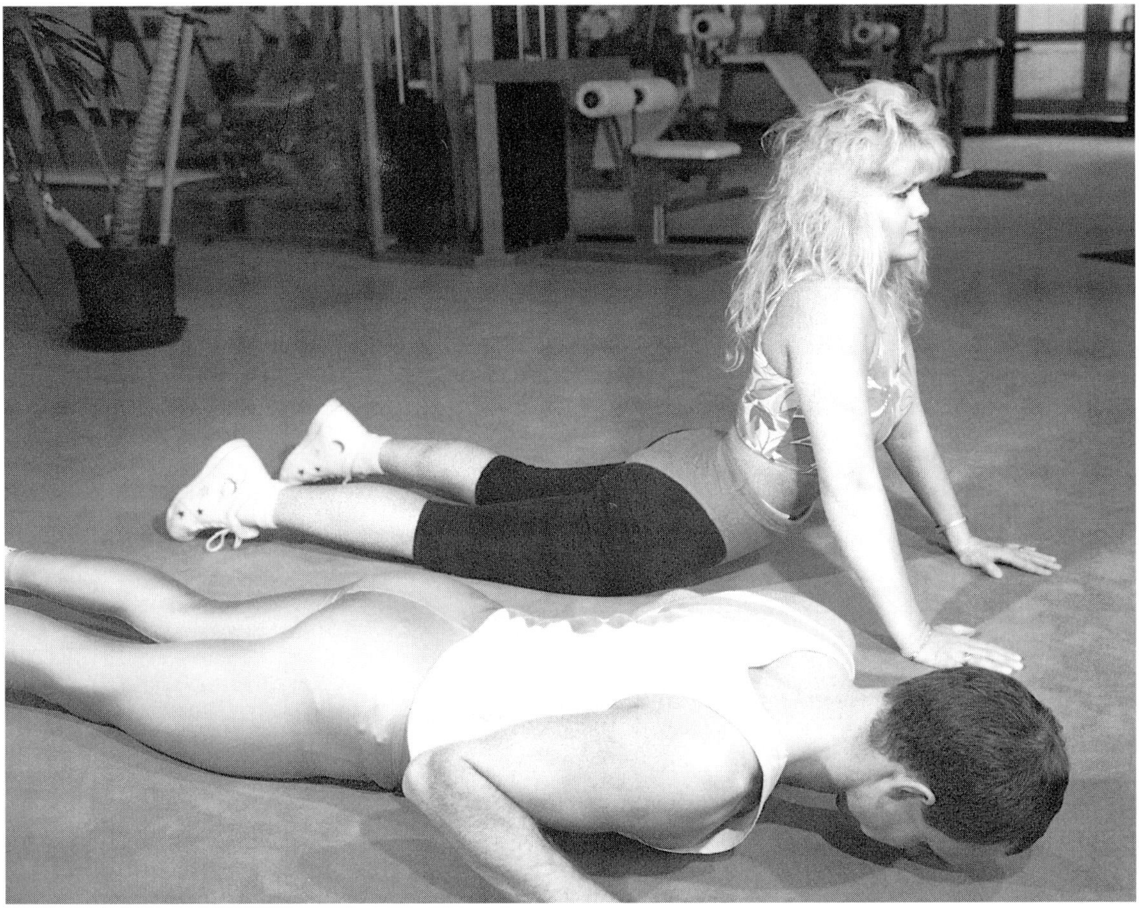

D 28–D 33

Dehnung des M. rectus abdominis, unten – Ausgangsstellung, oben – Endstellung

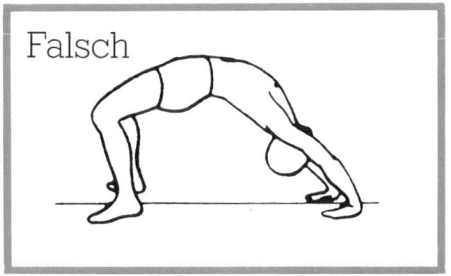

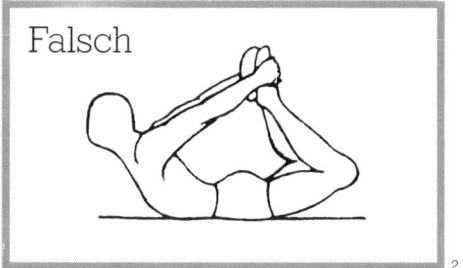

Beweglichkeitstraining der Wirbelsäule
(1: »Brücke«, 2: »Nest«)
Führt zu starker Belastung der Wirbelgelenke in der Lendenwirbelsäule.

Brust

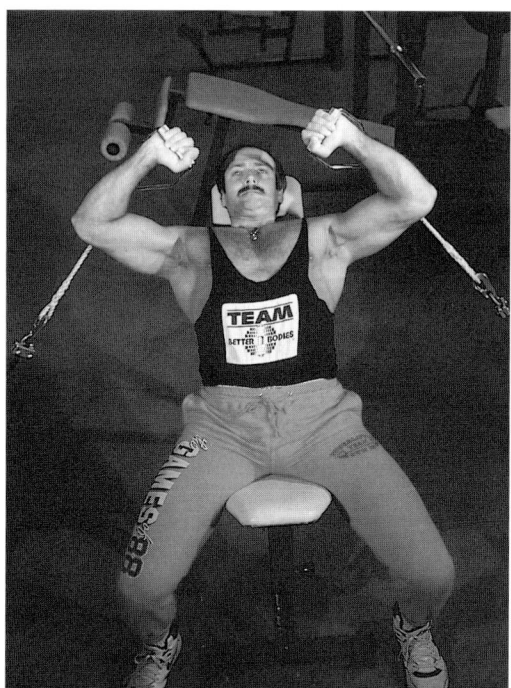

K 34

M. pectoralis minor: Ausgangsstellung Schultern vorziehen (1)

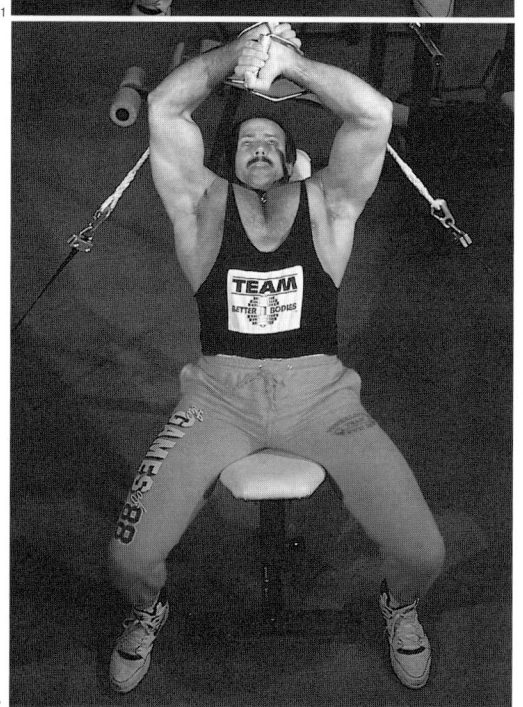

Endstellung Schultern vorziehen
(2)

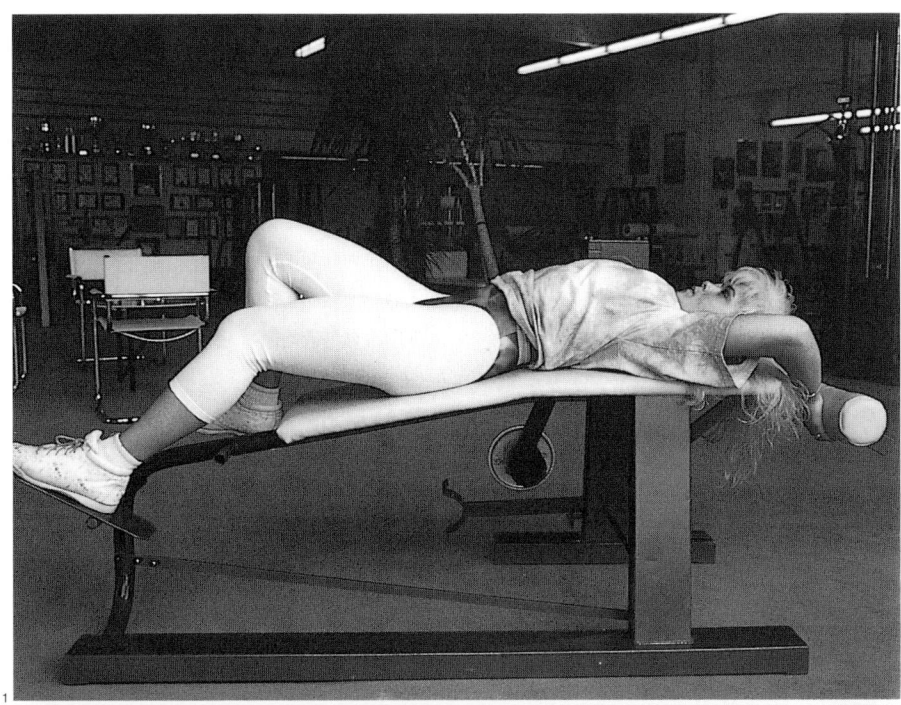

K 35

M. pectoralis major
u. a.: Ausgangsstel-
lung Pull-over (1)
(kein Hohlkreuz)

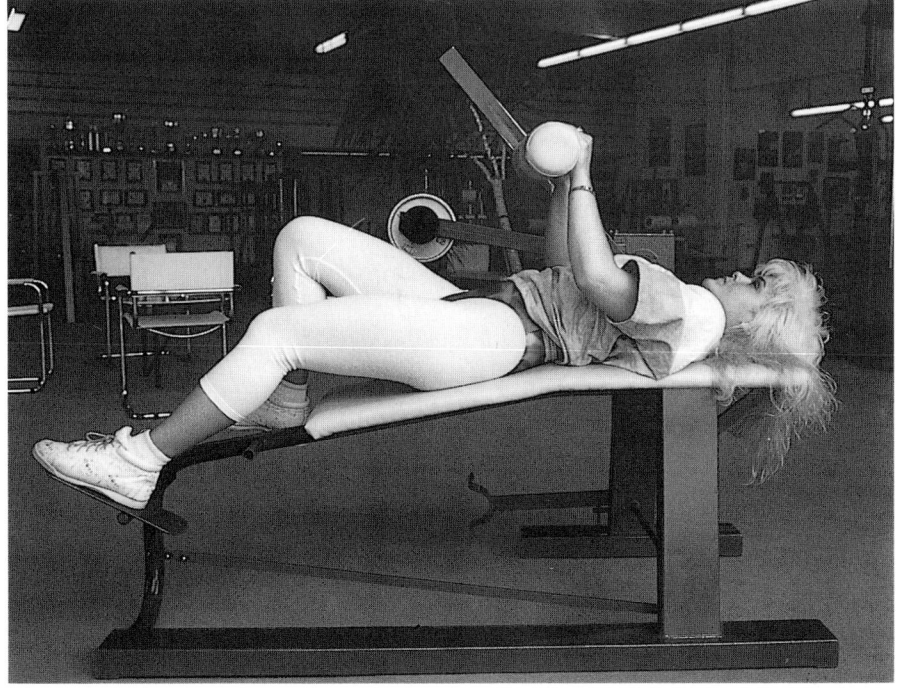

Mittelstellung Pull-
over (2)

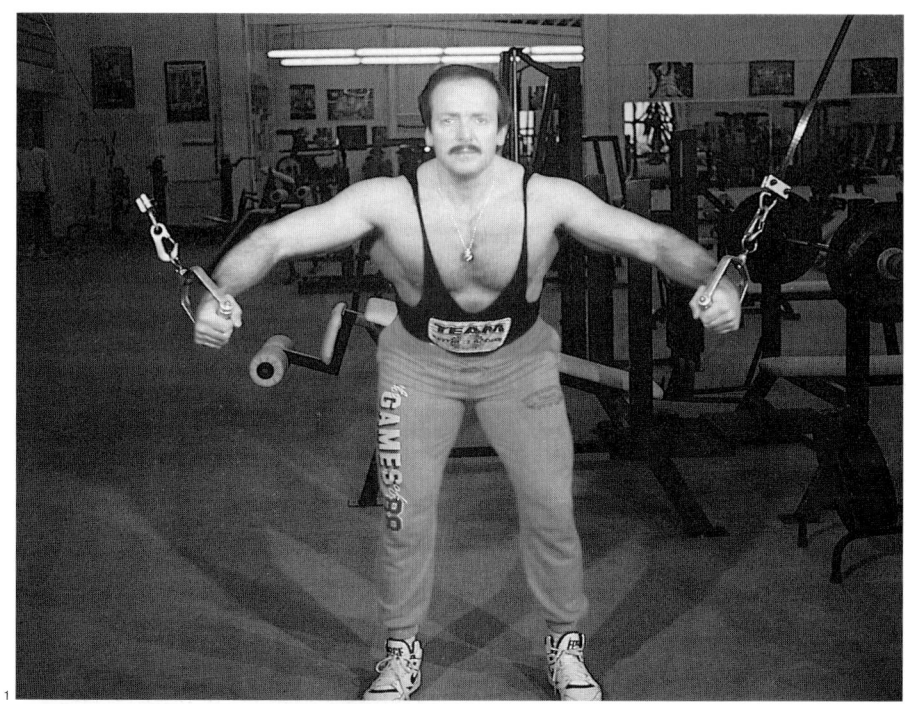

1

K 36

M. pectoralis major u. a.: Ausgangsstellung (1) »Fliegende« (Butterfly) an Zugmaschine, Knie und Hüftgelenke leicht gebeugt zur Stabilisierung der Lendenwirbelsäule

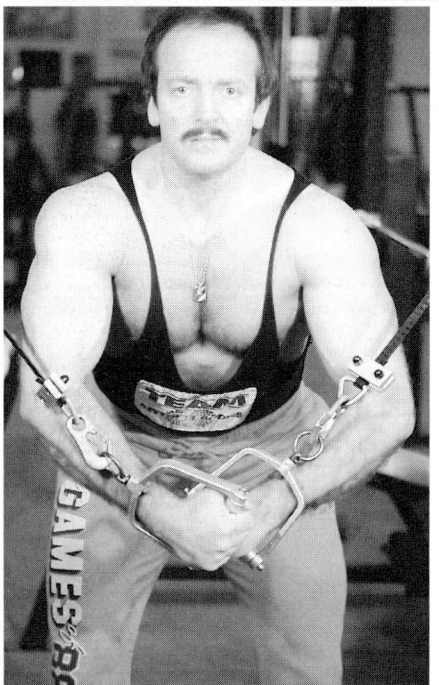

2

Endstellung Butterfly (2)

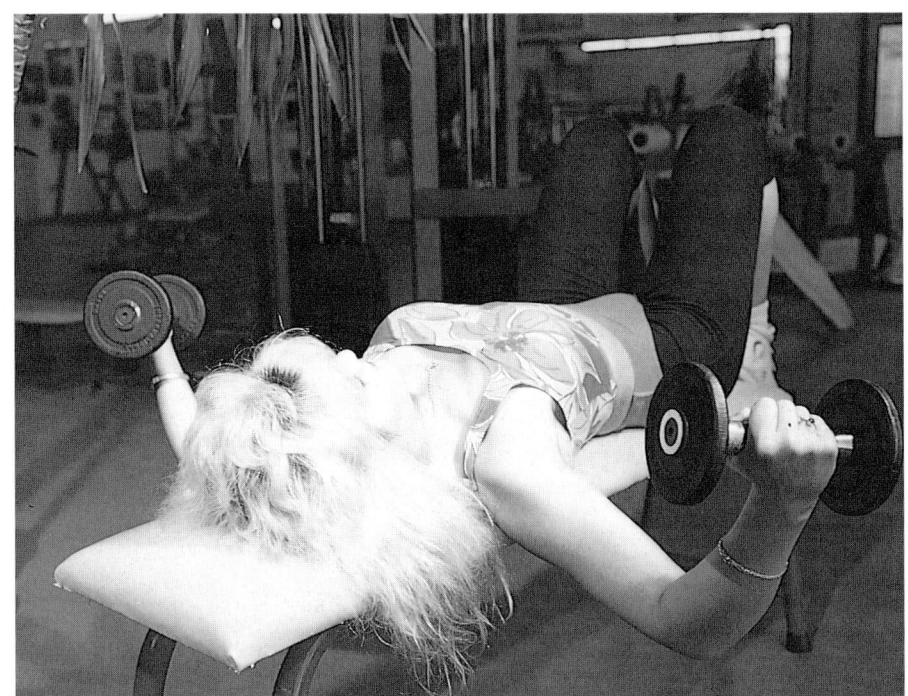

K 37
M. pectoralis major
u. a.: Ausgangsstel-
lung (1) »Flie-
gende« (Butterfly)
in Rückenlage mit
Kurzhanteln, Beine
zur Sicherung der
Lendenwirbelsäule
1 hochgestellt

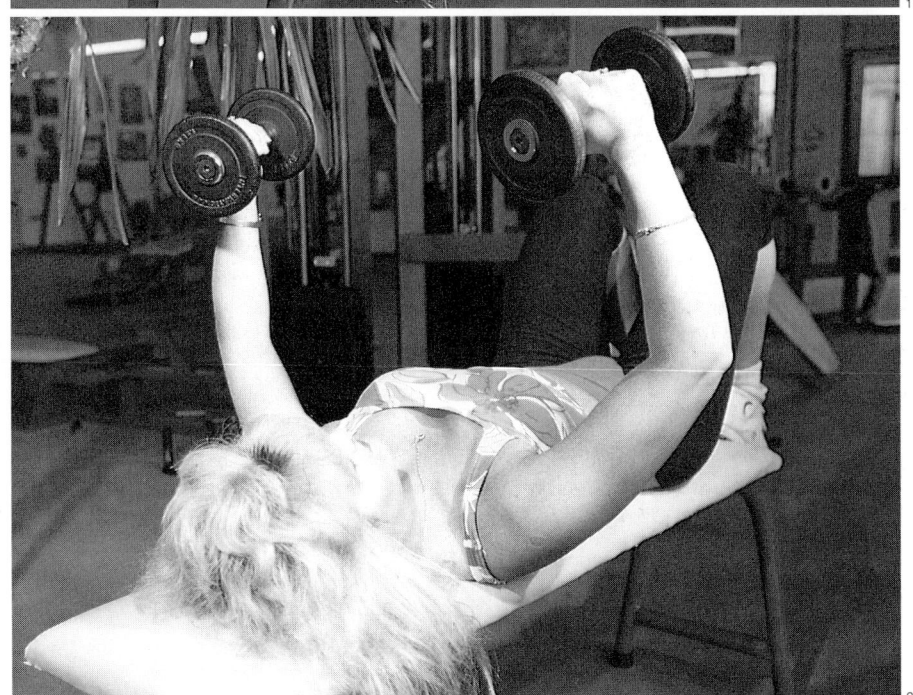

Endstellung
2 Butterfly (2)

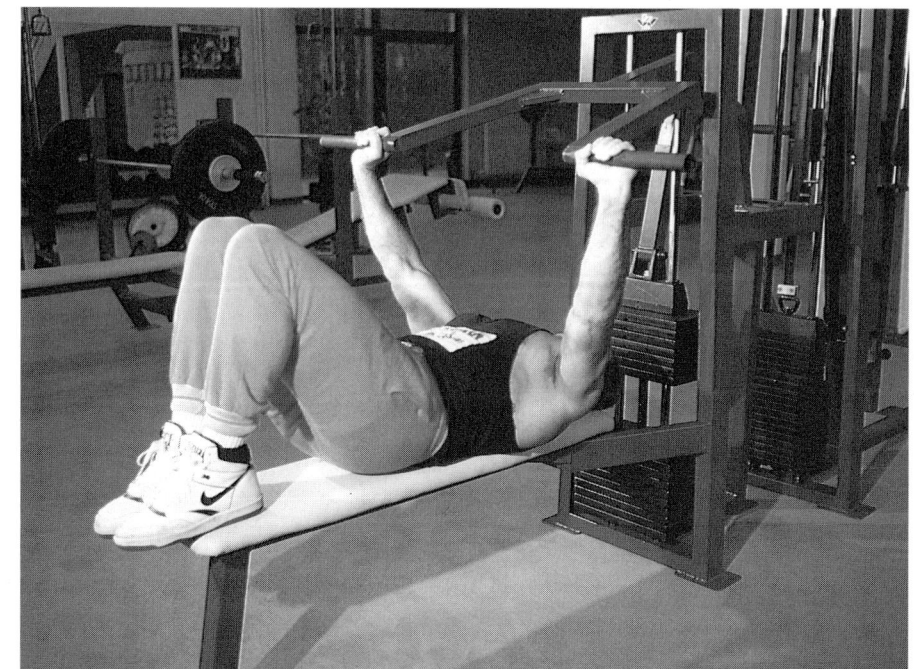

K 38
M. pectoralis major,
M. trizeps brachii
u. a.: Endstellung
Bankdrücken an
Maschine. Varia-
tion: mit freier
Hantel

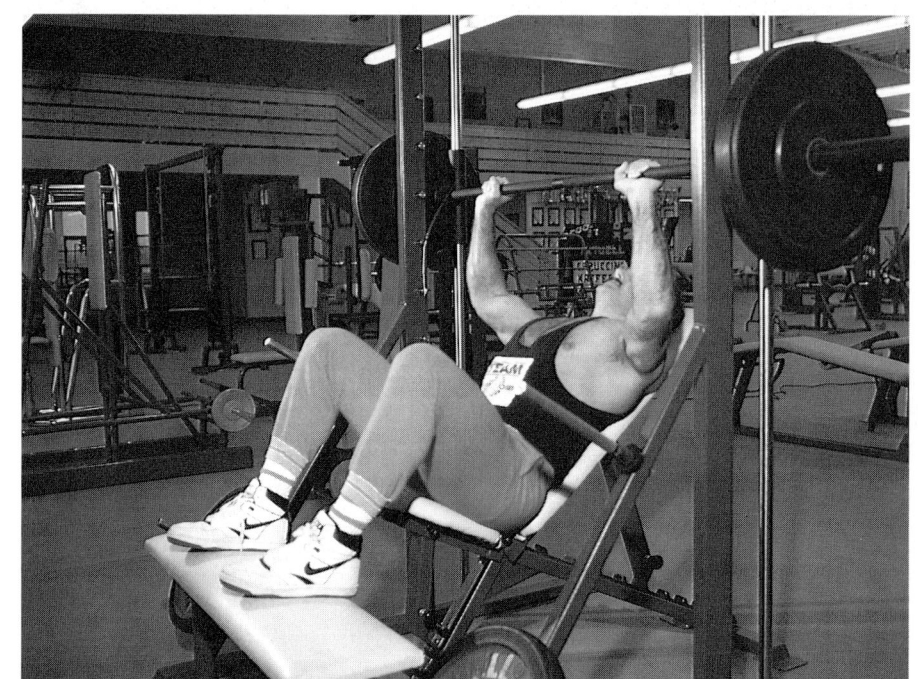

K 39
Wie K38, jedoch an
Schrägbank

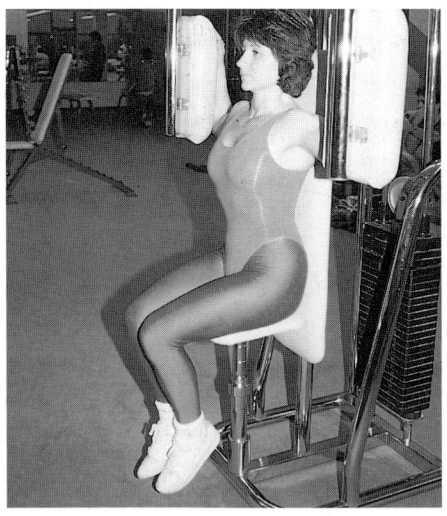

K 40

M. pectoralis major: Ausgangsstellung
(1) Butterfly an Maschine

Endstellung Butterfly (2)

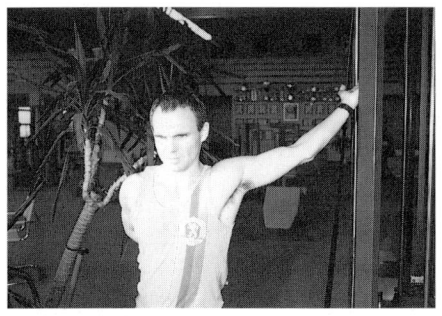

D 34 – D 40
Dehnung des M. pectoralis major, Handfläche des zu dehnenden Armes muß
nach oben gedreht werden

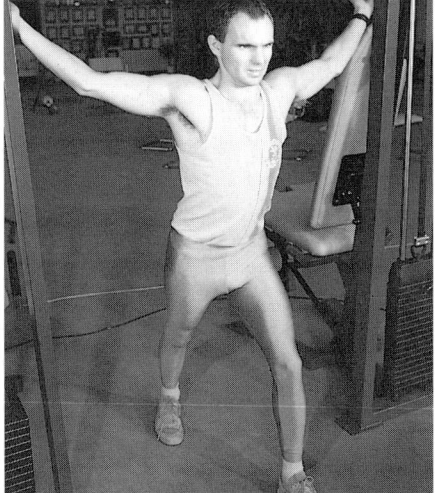

D 34 – D 40
Beidseitiges Dehnen des M. pectoralis
major, Handflächen zeigen nach oben

D 34 – D 40
Automobilisation mit gleichzeitiger
Dehnung des M. pectoralis major, kein
Hohlkreuz!

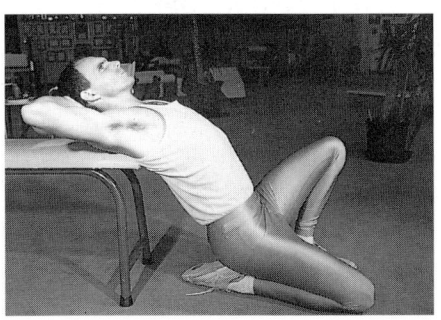

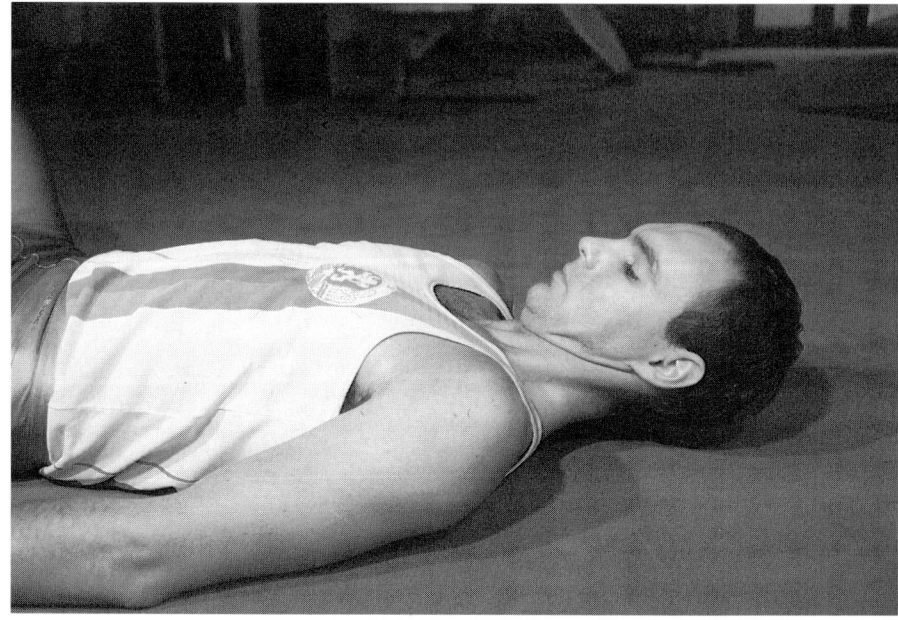

K 41
Mm. scaleni: Hinterkopfheben, Doppelkinn, statisches Training der Halsvorderseite

Arme

Arminnenseite (Abb. 30)

Funktion der Muskeln, die auf das Schultergelenk wirken
Anteversion (Armheben)
M. biceps brachii caput longum
M. coracobrachialis

Funktion der Muskeln, die auf das Ellenbogengelenk wirken
Flexion (Beugung)
M. brachialis
M. biceps brachii
M. brachioradialis

Supination (Handfläche nach oben drehen)
M. biceps brachii
M. supinator (nicht eingezeichnet)
Pronation (Handfläche nach unten drehen)
M. pronator teres
M. pronator quadratus (nicht eingezeichnet)

Funktion der Muskeln, die auf das Handgelenk wirken
Flexion (Beugung)
M. flexor carpi radialis
M. flexor digitorum longus

Hinweise: Die lange Sehne des M. biceps brachii zieht über das Schultergelenk und ist somit mit den anderen Schultermuskeln ein Stabilisator. Durch Überlastung der langen Sehne kann es zu schmerzhaften Bewegungseinschränkungen in der Schulter kommen (Tendopathie).

Der Anfänger muß sich vor allem bei Bizeps-Curls (Beugeübungen im Ellenbogen) vorsehen; durch zu intensives Training kann es zur Reizung der Bizeps-Ansatzsehne kommen.

Die tonischen Mm. flexores carpii (das sollte jeder Tennisspieler und auch andere Rückschlag-Sportler wissen) müssen zusammen mit der Extensorengruppe gedehnt werden; wobei die Extensoren zusätzlich gekräftigt werden müssen, da sie zur Verkürzung und Abschwächung neigen.

Abb. 30

Arminnenseite

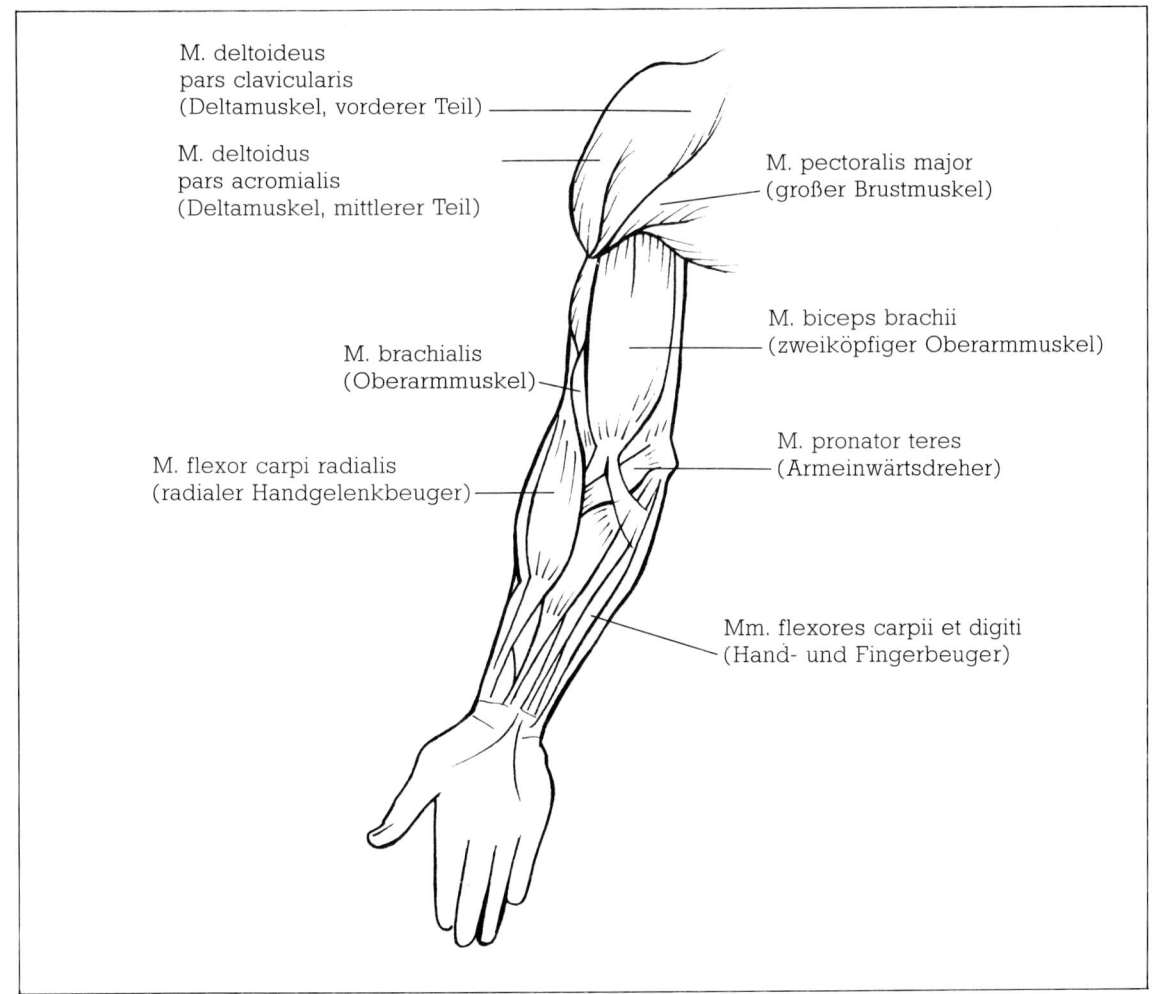

M. deltoideus
pars clavicularis
(Deltamuskel, vorderer Teil)

M. deltoidus
pars acromialis
(Deltamuskel, mittlerer Teil)

M. pectoralis major
(großer Brustmuskel)

M. brachialis
(Oberarmmuskel)

M. biceps brachii
(zweiköpfiger Oberarmmuskel)

M. flexor carpi radialis
(radialer Handgelenkbeuger)

M. pronator teres
(Armeinwärtsdreher)

Mm. flexores carpii et digiti
(Hand- und Fingerbeuger)

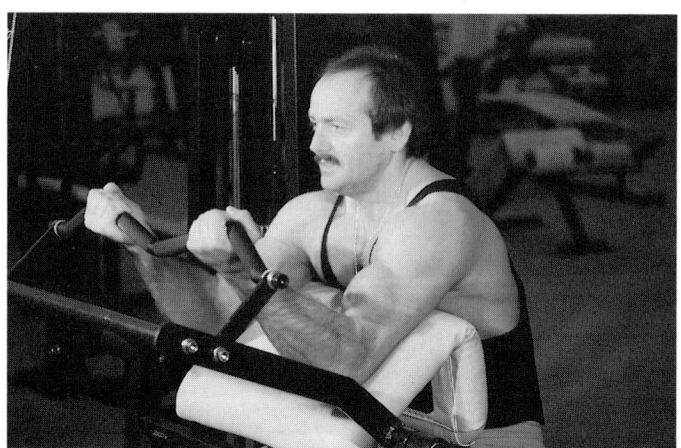

K 42

M. biceps brachii und brachialis und brachioradialis: Beidarmiges Armbeugen an Maschine. Variation: mit Kurzhanteln, Z-Hantel, Langhantel

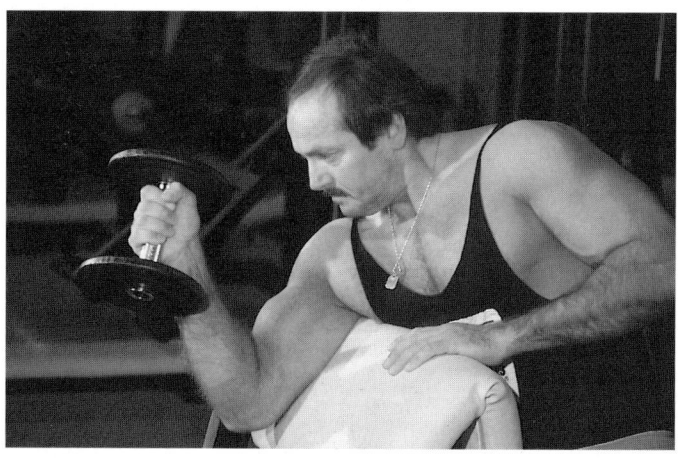

K 43

Wie K42, jedoch einarmig, bei Strek-kung Pronation (Handrücken nach oben), bei Beugung Supination (Handrücken nach unten)

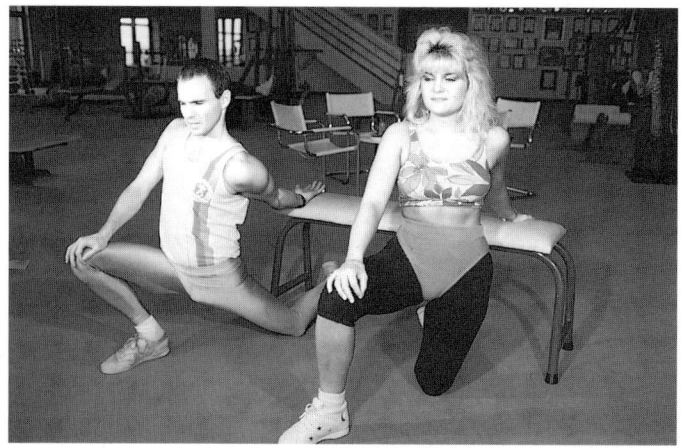

D 42 – D 43

Dehnung des M. biceps brachii u. a.: rechts – Ausgangsstellung, links – Endstellung

104

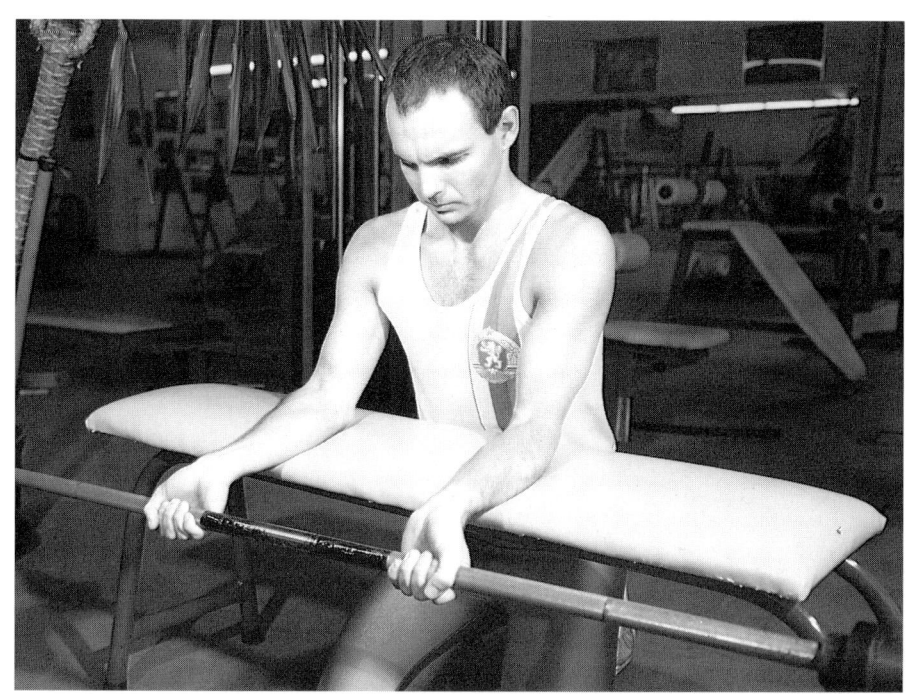

K 44
Mm. flexores carpii
u. a.: Handgelenk
beugen mit Lang-
hantel, Variation:
mit Kurzhanteln

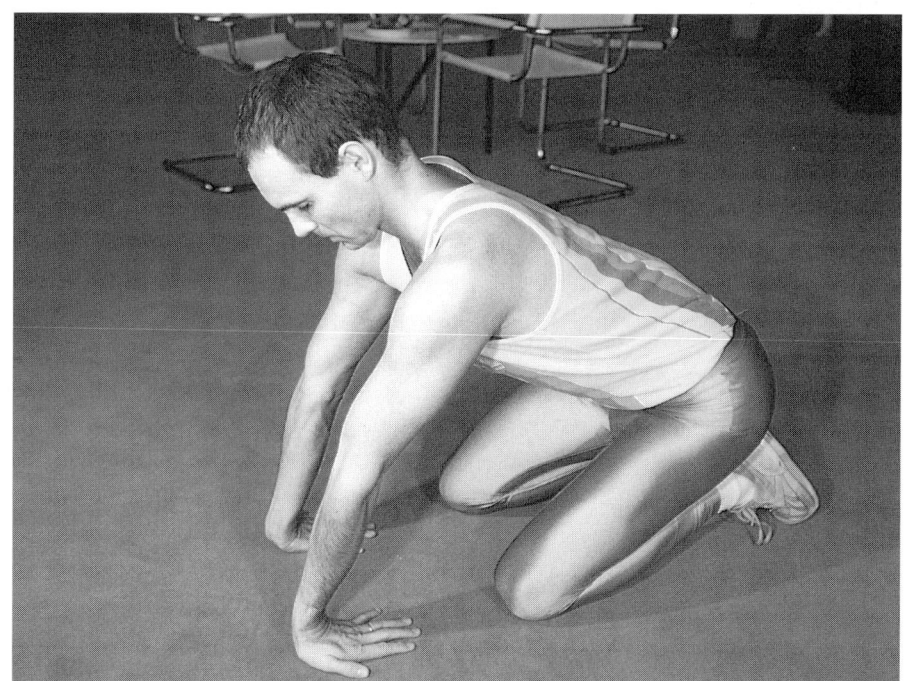

D 44
Dehnung der
Mm. flexores,
Finger und Ellen-
bogen gestreckt

Armaußenseite (Abb. 31)

Funktion der Muskeln, die auf das Schultergelenk wirken
Retroversion (Zurückführen des Armes)
M. trizeps brachii caput longum

Funktion der Muskeln, die auf das Ellenbogengelenk wirken
Extension (Streckung)
M. trizeps brachii
M. anconaeus

Funktion der Muskeln, die auf das Handgelenk wirken
Extension (Streckung)
Mm. extensores carpii
M. extensor digitorum longum

Hinweise: Die Extensoren des Handgelenkes sind bei Schlagsportarten häufig überlastet. Dehnen der Extensoren und der tonischen Handgelenksflexoren sowie auch Kräftigen der Handgelenksextensoren sollten obligatorisch sein.

Abb. 31
Armaußenseite

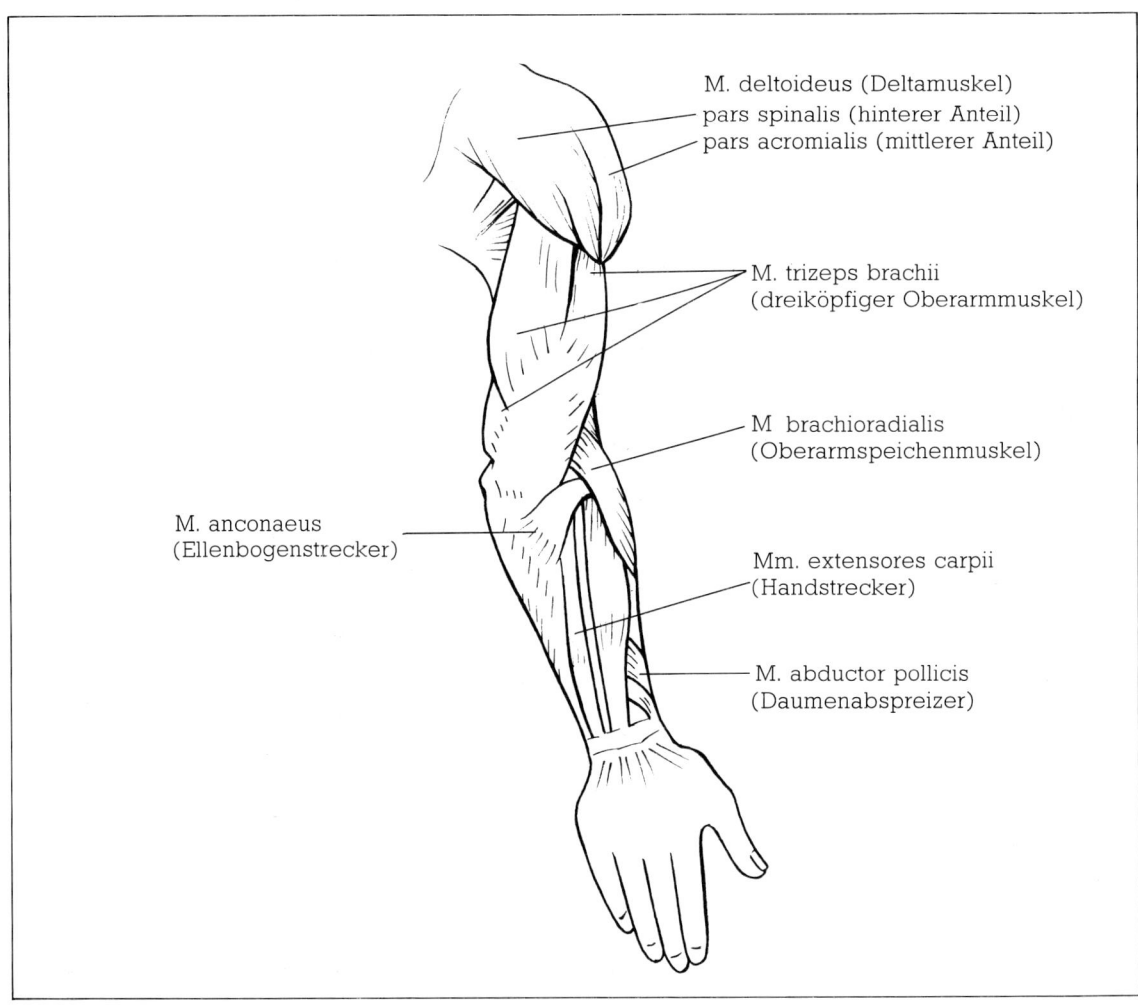

M. deltoideus (Deltamuskel)
pars spinalis (hinterer Anteil)
pars acromialis (mittlerer Anteil)

M. trizeps brachii
(dreiköpfiger Oberarmmuskel)

M brachioradialis
(Oberarmspeichenmuskel)

M. anconaeus
(Ellenbogenstrecker)

Mm. extensores carpii
(Handstrecker)

M. abductor pollicis
(Daumenabspreizer)

Außenseite

K 45

M. trizeps brachii: Ausgangsstellung
(1) Ellenbogenstrecken am
Zuggerät

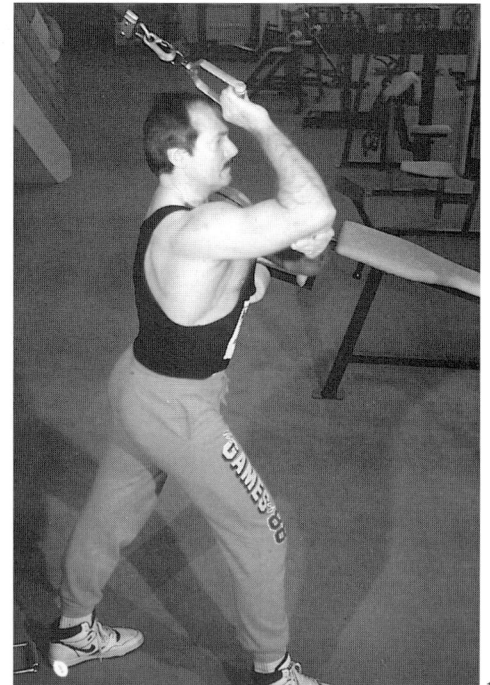

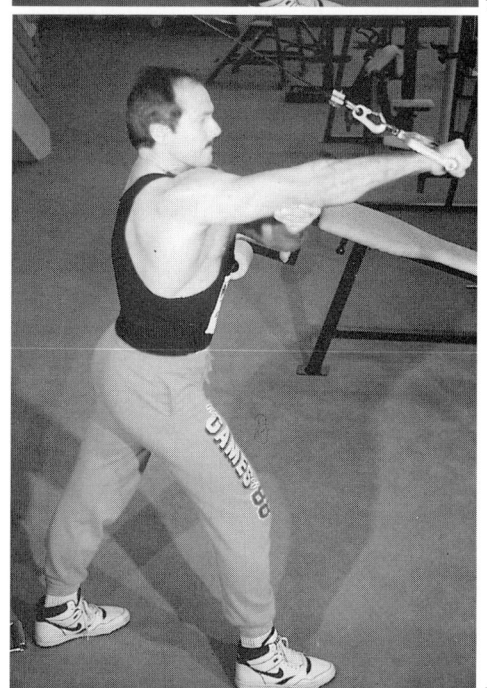

Endstellung Ellenbogenstrecken (2)

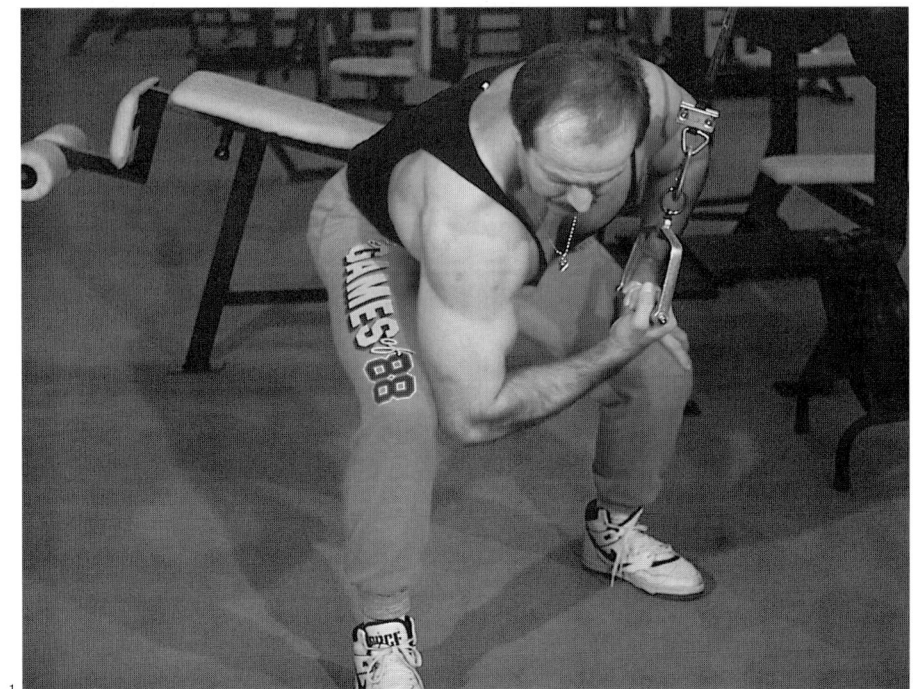

K 46
M. trizeps brachii:
Ausgangsstellung
(1) Ellenbogen-
strecken am
Zuggerät (schwie-
riger als K 45)

1

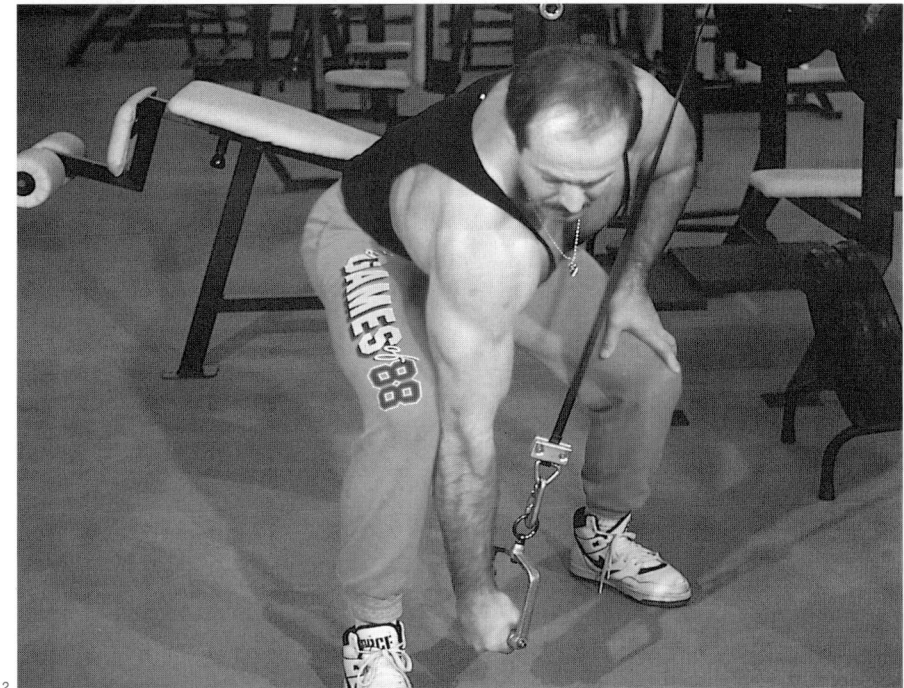

Endstellung Ellen-
bogenstrecken (2)

2

K 47

M. trizeps brachii: Ausgangsstellung (1) Ellenbogen-
strecken mit Kurzhantel
(Training aller drei Muskel-
anteile)

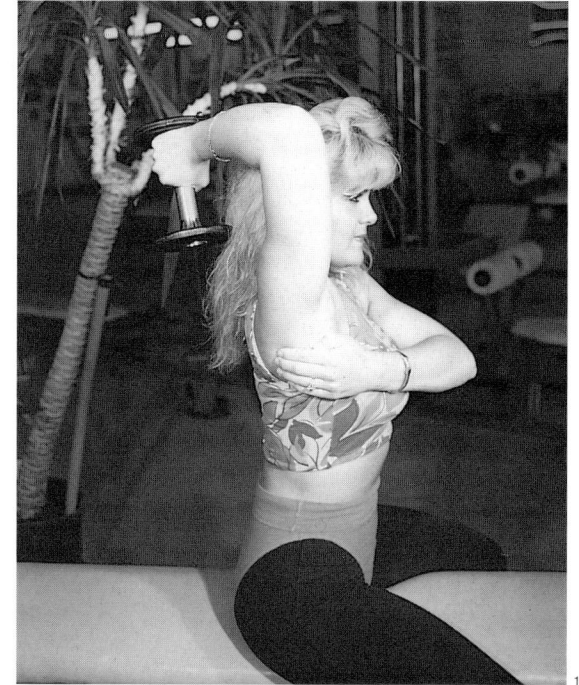

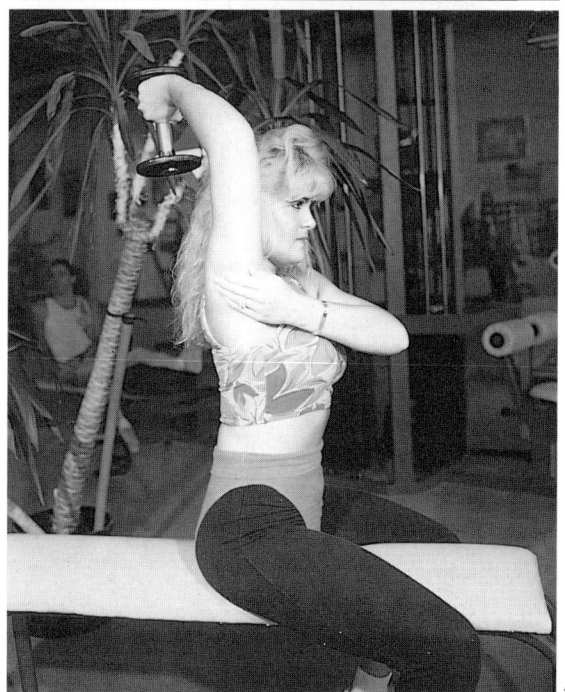

Mittelstellung Ellenbogenstrecken (2)

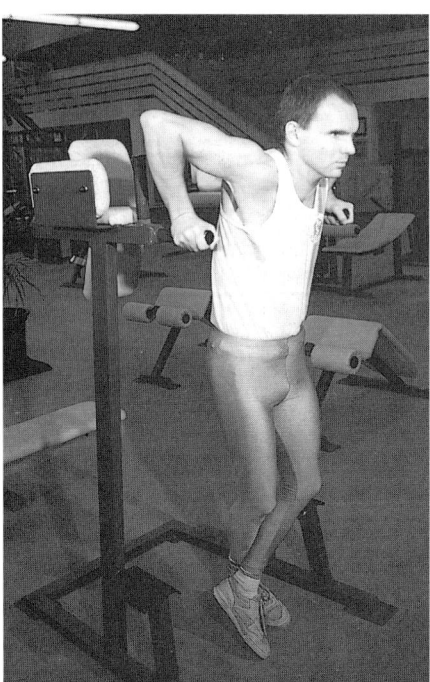

K 48
M. trizeps brachii u. a.: Ausgangsstellung
Dips

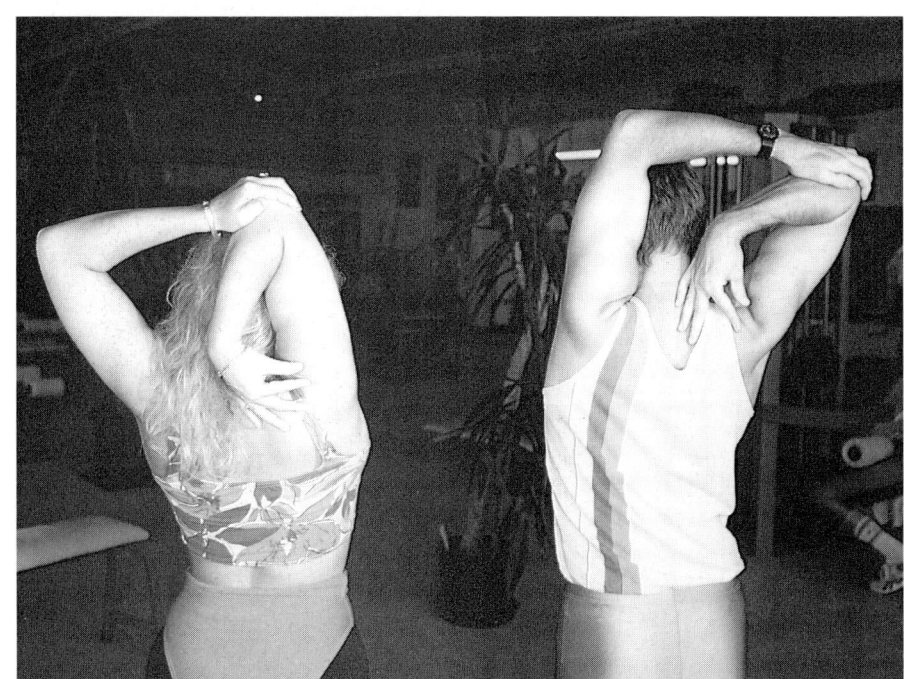

D 45 – D 48
Dehnung des M. trizeps brachii, rechts:
Ausgangsstellung,
links: Endstellung

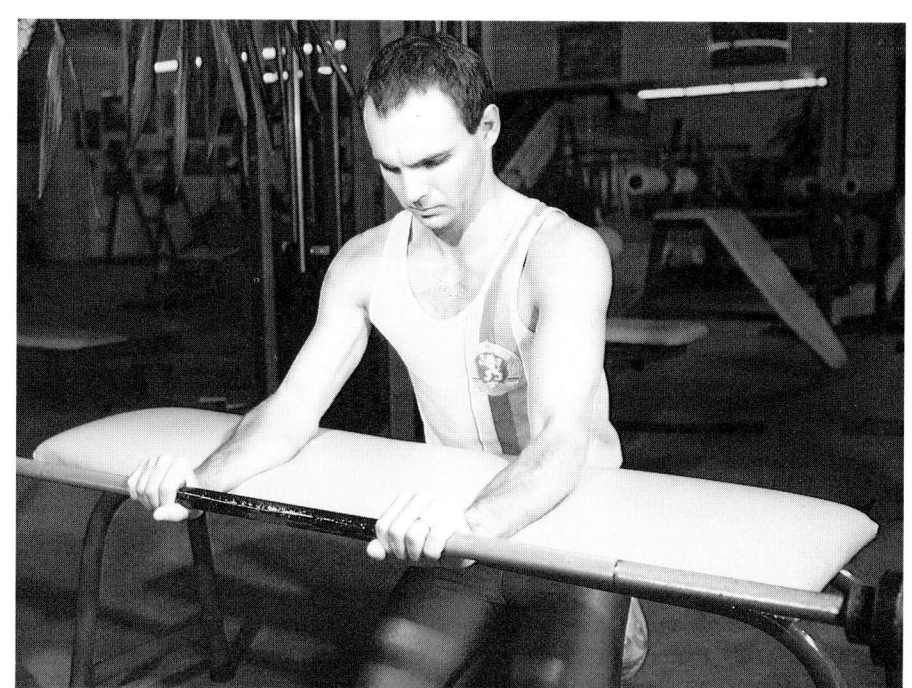

K 49
Mm. extensores
carpii u. a.: Handge-
lenkstrecken,
Endstellung

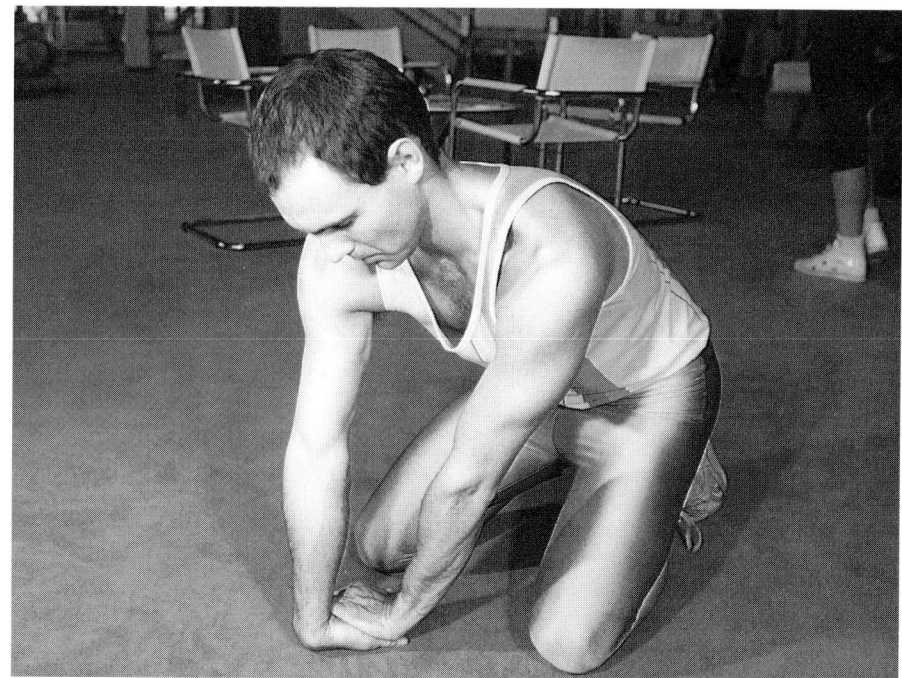

D 49
Dehnung der
Mm. extensores
carpii u. a., Endstel-
lung, Ellenbogen
gestreckt, Schulter
nach außen rotiert,
Handrücken liegt
auf dem Boden auf

Power-Stretch-Programme

Erklärung und Anwendung der Programme

Die nachstehenden Power-Stretch-Programme sind nach physiologischen Kriterien und praktischen Erfahrungen zusammengestellt. Im einzelnen werden folgende Programme aufgeführt:

● Ein *Grundprogramm für 8–13jährige Kinder* – ein Programm zur Prävention, zum Ausgleich muskulärer Dysbalancen und zum Aufbau (Tab. 15, S. 114).

● Ein *Grundprogramm für Nachwuchssportler* zum Ausgleich muskulärer Dysbalancen, zum Muskelaufbau und zur Stabilisierung (Tab. 16, S. 115).

● Das *Super-Fitneß-Grundprogramm für 18–30jährige* – ein Programm zum Erreichen einer guten muskulären Fitneß und einer ausgewogenen Figur (Tab. 17, S. 116).

● Das *Super-Fitneß-Grundprogramm für 30–45jährige* – ein Programm für alle, die gesund und fit sein bzw. bleiben und eine gute Figur haben wollen (Tab. 18, S. 117).

● Ein *Grundprogramm für Gesundheitsbewußte über 45* – also für alle älterwerdenden Menschen bis hoch in die 80, die sich eine ausgewogene Figur, Muskulatur, eine statische Haltung und ein stabiles Skelett erhalten wollen (Tab. 19, S. 118).

● Ein *Grundprogramm zur Ergänzung für alle Sportarten,* d. h. für alle Sportler, die Kraft als ergänzende leistungsbestimmende Komponente ihrer Sportdisziplin benötigen (Tab. 20, S. 119).

Außerdem beschreiben wir

● Prinzipien zur *Programmgestaltung für Hochleistungssportler*, d. h. Anregungen zu einem individuellen sportartspezifischen Kraft-Hochleistungstraining verschiedener Disziplinen und *Bodybuilder.*

Diese Programme können für die jeweils bestimmte Alters- und Leistungsstufe direkt in der dargebotenen Form angewendet werden, wobei folgendes zu beachten ist:

● In der 1. Spalte der Programme ist jeweils der *Muskelbereich* angegeben.

● In der 2. Spalte sind die *Übungen* in einer Kurzbeschreibung genannt; K1 bedeutet Kraftübung 1, D1 Dehnungsübung 1 (zu K1 passend) usw. Trainieren Sie die Übungen in der angegebenen Reihenfolge (ist jedoch nicht zwingend), wobei die Dehnungsübung jeweils unmittelbar nach der entsprechenden Kraftübung durchgeführt werden soll.

● In der 3. Spalte sind die entsprechenden *Bild- und Seiten-Nummern* der Übungen im Buch angegeben.

● In der 4. Spalte finden Sie die Angaben hinsichtlich *Intensität* (I), *Wiederholungszahlen* (W) und *Sätzen* (S) für die einzelnen Kraftübungen. Die Dehnungsübungen sollten jeweils 2mal 10–15 s in Stretchingform mit 10–20 s Pause dazwischen durchgeführt werden.

● In der Spalte *Trainingswochen* ersehen Sie eine 10wöchige Programmgestaltung, wobei folgende Hinweise wichtig sind:

Intensität (obere Zahl): Beginnen Sie als »Einsteiger« bzw. Anfänger mit der geringsten Intensität (Gewicht). Sind Sie bereits Fortgeschrittener, können Sie auch eine höhere Intensität wählen. Die Intensitätsangaben beziehen sich auf die

jeweils momentan höchste Leistungsfähigkeit (bedenken Sie, daß Ihre
Leistungsfähigkeit von Tag zu Tag
schwanken kann und daß man mit fort-
schreitendem Training immer besser
wird).

Wiederholungszahlen (mittlere Zahl):
Die Zahlen 8–12 z. B. bedeuten, daß Sie
die betreffende Übung ohne Pausen
langsam 8–12mal hintereinander absol-
vieren sollen. Diese Wiederholungsan-
zahl stellt gleichsam einen Satz (man
sagt auch Serie) dar.

Sätze (untere Zahl): Die angegebene
Ziffer meint die Anzahl der zu trainierenden Sätze. Machen Sie zwischen den
Sätzen jeweils 2–5 min Pause und absol-
vieren Sie in dieser Zeit die Dehnungsübungen. Im Anschluß an die Pause folgt
der zweite Satz derselben Übung. Also
immer erst eine Übung mit allen angegebenen Sätzen trainieren, dann zur
nächsten Übung übergehen.

Übungsanzahl: Ein normales Programm
besteht aus 6–10 Übungen. Die in den
Programmen aufgeführten Übungen
sind Beispiele; Sie können sich auch
andere ähnliche Übungen zusammen-
stellen – eine entsprechende Auswahl
finden Sie auf den Seiten 51–111.

Training pro Woche: Es empfiehlt sich,
anfangs 2–3mal pro Woche zu trainieren
(später mehr).

Belastungssteigerungen: Nach den
Gesetzmäßigkeiten der biologischen
Anpassung sind Belastungssteigerungen
notwendig (vgl. S. 45). Wie aus den
Programmen ersichtlich ist, werden
diese Steigerungen wie folgt gehand-
habt:
● zunächst durch die Erhöhung der
Wiederholungszahlen und/oder der
Satzzahlen;
● ab 3–4 Wochen ist eine Erhöhung
der Trainingshäufigkeit pro Woche
möglich.

Höhe der Gewichte: Die Gewichte sind
so zu wählen, daß die angegebenen
Wiederholungen im zuletzt zu trainierenden Satz noch möglich sind. Werden
die angegebenen Mindestzahlen nicht
erreicht, sind die Gewichte zu hoch.
Die Gewichte müssen folglich stets dem
erreichten Leistungszustand angepaßt
werden, in der Regel etwa alle
2–3 Wochen.

Hinweis: Weitere Angaben zur Perio-
disierung, insbesondere zum Wechsel
von Belastungs- und Erholungsphasen
bzw. -wochen und zu weiteren Steige-
rungsmöglichkeiten finden Sie auf den
Seiten 45–47.
● Vor der Durchführung des
Programmes: Aufwärmen! (Vgl. S. 38 ff.)
● Nach dem Training: Abwärmen –
Ausstretchen! (Vgl. S. 45.)

Tab. 15: **Grundprogramm für 8–13jährige Kinder**

Muskel-bereich	Kraft- und Dehnungsübungen		Bild-Nr. Seiten-Nr.	Trainings-parameter	Trainingswochen									
					1.	2.	3.	4.	5.	6.	7.	8.	9.	10.
Beine – Hüfte	K₁	Beugen im Knie-gelenk	K₆ 60	I (in %) W S	20–30 5 1–2	20–30 5 1–2	20–30 5–8 2	20–30 5–8 2	20–30 5–8 2–3	20–30 5–8 2–3	30 5–10 3	30 5–10 3	30–40 5–10 3	30–40 5–10 3
	D₁	Dehnen der Ober-schenkelrückseite	D₆ 60	2x 10–15 s 20 s Pause										
	K₂	Schenkelanziehen im Stehen	K₃ᵦ 55	I W S	20–30 5–10 1–2	20–30 5–10 1–2	20–30 5–10 2	20–30 5–10 2	20–30 5–10 2–3	20–30 5–10 2–3	30 10–15 3	30 10–15 3	30–40 10–15 3	30–40 10–15 3
	D₂	Dehnen der Schenkelanzieher	D₃ 55	2x 10–15 s 20 s Pause										
Hüfte – Rücken – Schultern	K₃	Oberkörperauf-richten aus Bauch-lage (ohne Gewicht)	K₁₂ₐ, ᵦ 70	W S	5–10 1–2	5–10 1–2	5–10 2	5–10 2	5–10 2–3	5–10 2–3	10–15 3	10–15 3	10–15 3	10–15 3
	D₃	Dehnen der Rückenmuskeln	D₁₂ᵦ 71	2x 10–15 s 20 s Pause										
	K₄	Hüftgelenk-strecken, beid-beinig (ohne Gewicht)	K₁₂, f 72	W S	4–6 1–2	4–6 1–2	4–6 2	4–6 2	6–8 2–3	6–8 2–3	6–8 3	6–8 3	8–12 3	8–12 3
	D₄	Dehnen der Lendenwirbel-säule	D₁₂ₐ 73	2x 10–15 s 20 s Pause										
	K₅	in Bauchlage auf Pezziball (ohne Gewicht)	K₁₂d 71	Haltedauer in s	5 2	5 2	5 3	5 3	8 3	8 4	10 4	10 4	10 5	10 5
	D₅	keine												
	K₆	Latziehen hinter dem Kopf	K₁₆ₐ, 76	I W S	20–30 5 1–2	20–30 5 1–2	20–30 5–8 2	20–30 5–8 2	20–30 5–8 2–3	20–30 5–8 2–3	30 5–10 3	30 5–10 3	30–40 5–10 3	30–40 5–10 3
	D₆	Dehnen der Rückenmuskeln	D₁₅ᵦ 75	2x 10–15 s 20 s Pause										
Bauch – Brust	K₇	aus Rückenlage beide Knie anziehen und Oberkörper aufrichten (o. G.)	K₃₂c 93	W S	3–6 1–2	3–6 1–2	4–8 2	4–8 2	4–8 2–3	4–8 2–3	6–12 3	6–12 3	6–12 3–4	6–12 3–4
	D₇	Dehnen der Bauchmuskeln	D₂₈ 95	2x 10–15 s 20 s Pause										
	K₈	Butterfly in Rückenlage mit Kurzhanteln	K₃₇ 99	I W S	20–30 5 1–2	20–30 5 1–2	20–30 5–8 2	20–30 5–8 2	20–30 5–8 2–3	20–30 5–8 2–3	30 5–10 3	30 5–10 3	30–40 5–10 3	30–40 5–10 3
	D₈	Dehnen der Brust-muskeln	D₃₇₋₄₀ 101	2x 10–15 s 20 s Pause										
Schul-ter – Arme (Kom-plex)	K₉	Klimmziehen (ohne Gewicht)	K₁₈ 78	W S	1–2 1–2	1–2 1–2	2–4 2	2–4 2	3–5 2–3	3–5 2–3	3–5 3	3–5 3	5–6 3	5–6 3
	D₉	Dehnen der Schulter-Arm-Muskeln	D₁₆₋₂₀ 70	2x 10–15 s 20 s Pause										

Anmerkung: Die aufgeführten Übungen sind Beispiele; sie können – je nach Gerätebestand – auch durch andere ähnliche Übungen ersetzt werden.

Tab. 16: **Grundprogramm für Nachwuchssportler (14–18jährige)** und zur Ergänzung für alle Sportarten

Muskel-bereich	Kraft- und Dehnungsübungen		Bild-Nr. Seiten-Nr.	Trainings-parameter	Trainingswochen									
					1.	2.	3.	4.	5.	6.	7.	8.	9.	10.
Beine – Hüfte	K₁	Kniegelenk-beugen	K₆ 60	I (in %) W S	40 8–12 2	40 8–12 2	40–50 8–12 2–3	40–50 8–12 2–3	50 8–12 3	50 8–12 3	50–60 8–12 3–4	50–60 8–12 3–4	60 8–12 4	60 8–12 4
	D₁	Dehnen der »Hamstrings«	D₆ 60	2x 10–15 s 20 s Pause										
	K₂	Kniebeugen (halbe)	K₁₀b 64	I W S	40 8–12 2	40 8–12 2	40–50 8–12 2–3	40–50 8–12 2–3	50 8–12 3	50 8–12 3	50–60 8–12 3–4	50–60 8–12 3–4	60 8–12 4	60 8–12 4
	D₂	Dehnen von Hüfte und Quadrizeps	D₄ 56	2x 10–15 s 20 s Pause										
Hüfte – Rücken – Schultern	K₃	Rumpfaufrichten (ohne Gewicht)	K₁₂, b 70	W S	5–8 2	5–8 2	8 2–3	8 2–3	8–10 3	8–10 3	10 3–4	10 3–4	12 4	12 4
	D₃	Dehnen der langen Rücken-muskeln	D₁₂a 71	2x 10–15 s 20 s Pause										
	K₄	Latziehen bäuch-lings	K₂₀a 70	I W S	40 8–12 2	40 8–12 2	40–50 8–12 2–3	40–50 8–12 2–3	50 8–12 3	50 8–12 3	50–60 8–12 3–4	50–60 8–12 3–4	60 8–12 4	60 8–12 4
	D₄	Dehnen der oberen Rücken-muskeln	D₁₆₋₂₀ 70	2x 10–15 s 20 s Pause										
	K₅	Nackendrücken	K₂₂a, b 82	I W S	40 8–12 2	40 8–12 2	40–50 8–12 2–3	40–50 8–12 2–3	50 8–12 3	50 8–12 3	50–60 8–12 3–4	50–60 8–12 3–4	60 8–12 4	60 8–12 4
	D₅	Dehnen der Hals- u. Schultermuskeln	D₂₃₋₃₂ 87	2x 10–15 s 20 s Pause										
	K₆	Rumpfaufrichen seitwärts (o. Gew.)	K₁₅ 74	W S	5–8 2	5–8 2	8 2–3	8 2–3	8–10 3	8–10 3	10 3–4	10 3–4	12 4	12 4
	D₆	Flankendehnen	D₁₅b 75	2x 10–15 s 20 s Pause										
Bauch – Brust	K₇	Drehübungen (ohne Gewicht)	K₃₂d 93	W S	6 2	6 2	6–8 3–3	6–8 2–3	8–10 3	8–10 3	10 3–4	10 3–4	12 4	12 4
	D₇	Dehnen der Bauchmuskeln	D₃₂d 95	2x 10–15 s 20 s Pause										
	K₈	Butterfly	K₃₇a, b	I W S	40 8–12 2	40 8–12 2	40–50 8–12 2–3	40–50 8–12 2–3	50 8–12 3	50 8–12 3	50–60 8–12 3–4	50–60 8–12 3–4	60 8–12 4	60 8–12 4
	D₈	Dehnen der Brust-muskeln	D₃₆	2x 10–15 s 20 s Pause										
Arme	K₉	Ellbogenbeugen (Bizeps-Curl)	K₄₃	I W S	40 8–12 2	40 8–12 2	40–50 8–12 2–3	40–50 8–12 2–3	50 8–12 3	50 8–12 3	50–60 8–12 3–4	50–60 8–12 3–4	60 8–12 4	60 8–12 4
	D₉	Dehnen des Bizeps	D₄₃	2x 10–15 s 20 s Pause										
	K₁₀	Ellbogenstrecken (Trizeps)	K₄₅, b	I W S	40 8–12 2	40 8–12 2	40–50 8–12 2–3	40–50 8–12 2–3	50 8–12 3	50 8–12 3	50–60 8–12 3–4	50–60 8–12 3–4	60 8–12 4	60 8–12 4
	D₁₀	Dehnen des Trizeps	D₄₇	2x 10–15 s 20 s Pause										

Anmerkung: Die aufgeführten Übungen sind Beispiele; sie können – je nach Gerätebestand – auch durch andere ähnliche Übungen ersetzt werden.

Tab. 17: **Das Super-Fitneß-Grundprogramm für 18–30jährige**

Muskel-bereich	Kraft- und Dehnungsübungen		Bild-Nr. Seiten-Nr.	Trainings-parameter	Trainingswochen									
					1.	2.	3.	4.	5.	6.	7.	8.	9.	10.
Beine – Hüfte	K_1	Schenkelanziehen im Stand	K_{3b} 55	I (in %) W S	30 15–25 1–2	30 15–25 1–2	30–35 15–25 2	30–35 20–25 2–3	30–40 20–25 2–3	30–40 20–30 3	30–40 20–30 3	35–45 20–30 3	35–45 30–40 3–4	35–45 30–40 4
	D_1	Dehnen der Schenkelanzieher	D_3 55	2x 10–15 s 20 s Pause										
	K_2	Beinabspreizen im Stand	K_{8b} 62	I W S	30 15–25 1–2	30 15–25 1–2	30–35 15–25 2	30–35 20–25 2–3	30–40 20–25 2–3	30–40 20–30 3	30–40 20–30 3	35–45 20–30 3	35–45 30–40 3–4	35–45 30–40 4
	D_2	Dehnen der Schenkelab-spreizer	D_8 62	2x 10–15 s 20 s Pause										
Hüfte – Rücken – Schulter	K_3	Oberkörperauf-richten	$K_{12a, b}$ 70		so oft wie möglich, jedoch maximal nur:									
					6 1–2	6 1–2	6–10 2	6–10 2	10 2–3	10 2–3	10 3	10 3	10 3–4	10 4
	D_3	Dehnen der langen Rücken-strecker	D_{12a} 71	2x 10–15 s 20 s Pause										
	K_4	Strecken im Hüft-gelenk und Len-denwirbelsäule	K_{12d} 71		so oft wie möglich, jedoch maximal nur:									
					6 1–2	6 1–2	6–10 2	6–10 2–3	10 3	10 3	10 3	10 3–4	10 4	10 4
	D_4	Dehnen der Becken- und Rückenmuskulatur	$D_{12a–e}$ 73	2x 10–15 s 20 s Pause										
	K_5	Rumpfaufrichten seitwärts	K_{15} 74	W S	2–4 1–2	2–4 1–2	3–5 1–2	3–5 2	4–6 2	4–6 2	5–8 2–3	5–8 2–3	8–10 2–3	10 2–3
	D_5	Dehnung der seit-lichen Rumpfmus-kulatur	D_{15} 75	2x 10–15 s 20 s Pause										
	K_6	Latziehen	K_{16a} 76	I W S	20–30 15–25 1–2	20–30 15–25 1–2	30 20–25 2	30 20–25 2–3	30–40 25–30 3	30–40 25–30 3	30–40 30–40 3–4	40 40–50 3–4	40 40–50 4	40 40–50 4
	D_6	Dehnen des Latis-simus	$D_{16–20}$ 80	2x 10–15 s 20 s Pause										
Bauch – Brust	K_7	Sit-up (Klapp-messerersatz)	K_{32c} 93	W S	3–5 1–2	3–5 1–2	5–8 1–2	5–8 2	7–10 2–3	7–10 2–3	10 3	10 3	10–15 3–4	10–15 3–4
	D_7	Dehnen der Bauchmuskeln	$D_{28–33}$ 95	2x 10–15 s 20 s Pause										
	K_8	Butterfly Rückenlage	K_{37} 99	I W S	20–30 15–25 1–2	20–30 15–25 1–2	30 20–25 2	30 20–25 2–3	30–40 25–30 3	30–40 25–30 3	30–40 25–30 3–4	40 30–40 4	40 30–40 4	40 40–50 4
	D_8	Beidseitiges Dehnen	$D_{34–40}$ 101	2x 10–15 s 20 s Pause										
Arme – Schultern	K_9	Ellenbogen-strecker	K_{47} 109	I W S	20–30 15–25 1–2	20–30 15–25 1–2	30 20–25 2	30 20–25 2–3	30–40 25–30 3	30–40 25–30 3	30–40 30–40 3–4	30–40 40–50 3–4	40 40–50 4	40 40–50 4
	D_9	Dehnen des m. trizeps brachii	$D_{45–48}$ 110	2x 10–15 s 20 s Pause										
	K_{10}	Ellenbogenbeuger	K_{42} 104	I W S	20–30 15–25 1–2	20–30 15–25 1–2	30 25–30 2	30 25–30 2–3	30–40 25–30 2–3	30–40 25–30 3	30–40 30–40 3	30–40 30–40 3–4	40 40–50 4	40 40–50 4
	D_{10}	Dehnung der Oberarminnen-seite	$D_{42–43}$ 104	2x 10–15 s 20 s Pause										

Tab. 18: **Das Super-Fitneß-Grundprogramm für 30–45jährige**

Muskel-bereich	Kraft- und Dehnungsübungen	Bild-Nr. Seiten-Nr.	Trainings-parameter	Trainingswochen									
				1.	2.	3.	4.	5.	6.	7.	8.	9.	10.
Beine – Hüfte	K_1 Schenkelanziehen im Sitzen	K_{3a} 55	I (in %) W S	20–30 15–25 1–2	20–30 15–25 1–2	30 20–25 2	30 20–25 2–3	30–40 25–30 3	30–40 25–30 3	30–40 30–40 3–4	30–40 40–50 3–4	30–40 40–50 4	30–40 40–50 4
	D_1 Dehnen der Schenkelanzieher	D_3 55	2x 10–15 s 20 s Pause										
	K_2 Beinabspreizen im Sitzen	K_{8a} 62	I W S	20–30 15–25 1–2	20–30 15–25 1–2	30 20–25 2	30 20–25 2–3	30–40 25–30 3	30–40 25–30 3	30–40 30–40 3–4	30–40 40–50 3–4	30–40 40–50 4	30–40 40–50 4
	D_2 Dehnen der Schenkel-abspreizer	D_8 62	2x 10–15 s 20 s Pause										
Hüfte – Rücken – Schulter	K_3 Oberkörperauf-richten (ohne Gewichte)	$K_{12a, b}$ K_{12c} 70	W S	Soviel wie möglich, jedoch maximal nur:									
				5 1–2	5 1–2	6–8 2	6–8 2–3	8 3	8 3	8–10 3–4	8–10 3–4	10 4	10 4
	D_3 Dehnen der langen Rücken-muskulatur	D_{12a} 71	2x 10–15 s 20 s Pause										
	K_4 Hüfte und Bauch hochstrecken (ohne Gewichte)	K_{12f} 72	W S	5x je Bein		8x je Bein		10x je Bein		12x je Bein		15x je Bein	
	D_4 Dehnen der Becken- u. Rückenmuskulatur	D_{12c} 73	2x 10–15 s 20 s Pause										
	K_5 Latziehen	K_{16} 76	I W S	20–30 15–25 1–2	20–30 15–25 1–2	30 20–25 2	30 20–25 2–3	30–40 25–30 3	30–40 25–30 3	30–40 30–40 3–4	30–40 40–50 3–4	30–40 40–50 4	30–40 40–50 4
	D_5 Dehnen der oberen Rücken-muskeln	D_{16-20} 70	2x 10–15 s 20 s Pause										
	K_6 Bankdrücken	K_{21} 81	I W S	20–30 15–25 1–2	20–30 15–25 1–2	30 20–25 2	30 20–25 2–3	30–40 25–30 3	30–40 25–30 3	30–40 30–40 3–4	30–40 40–50 3–4	30–40 40–50 4	30–40 40–50 4
	D_6 Dehnen der Hals- und Schultermus-keln	D_{23-27} 87	2x 10–15 s 20 s Pause										
Bauch – Brust	K_7 Sit-ups (ohne Gewichte)	K_{28}/K_{32a} 89/91	W S	Soviel wie möglich, jedoch maximal nur:									
				5 1–2	5 1–2	6–8 2	6–8 2–3	8 2–3	8–10 3	10 3–4	10 3–4	10–15 4	10–15 4
	D_7 Dehnen der Bauchmuskeln	D_{28} 95	2x 10–15 s 20 s Pause										
	K_8 Butterfly	$K_{40a, b}$ 101	I W S	20–30 15–25 1–2	20–30 15–25 1–2	30 20–25 2	30 20–25 2–3	30–40 25–30 3	30–40 25–30 3	30–40 30–40 3–4	30–40 40–50 3–4	30–40 40–50 4	30–40 40–50 4
	D_8 Dehnen der Brust-muskeln	D_{34-40} 101	2x 10–15 s 20 s Pause										
Arme – Schultern	K_9 Ellenbogen-strecken	K_{47} 109	I W S	20–30 15–25 1–2	20–30 15–25 1–2	30 20–25 2	30 20–25 2–3	30–40 25–30 3	30–40 25–30 3	30–40 30–40 3–4	30–40 40–50 3–4	30–40 40–50 4	30–40 40–50 4
	D_9 Dehnen des Trizeps	D_{45-48} 110	2x 10–15 s 20 s Pause										

Anmerkung: Die aufgeführten Übungen sind Beispiele; sie können – je nach Gerätebestand – auch durch andere ähnliche Übungen ersetzt werden.

Tab. 19: **Grundprogramm für Gesundheitsbewußte über 45 Jahre**

Muskel-bereich	Kraft- und Dehnungsübungen		Bild-Nr. Seiten-Nr.	Trainings-parameter	Trainingswochen									
					1.	2.	3.	4.	5.	6.	7.	8.	9.	10.
Beine – Hüfte	K₁	Fußgelenk-strecken, beid-beinig (ohne Gewicht)	K₅ₐ, ᵦ 59	W S	10 1–2	10 1–2	10–15 2	10–15 2–3	15 3	15 3	15–20 3–4	15–20 3–4	15–20 4	15–20 4
	D₁	Dehnen der Wadenmuskulatur	D₅ᵦ 59	2x 10–15 s 20 s Pause										
	K₂	Kniegelenk-strecken	K₂ 54	I (in %) W S	20–30 15–25 1–2	20–30 15–25 1–2	30 15–25 2	30 15–25 2–3	30 15–25 3	30 15–25 3	30–40 15–20 3–4	30–40 15–20 3–4	40 10–20 4	40 10–20 4
	D₂	Dehnen der Ober-schenkelvorder-seite	D₂ 54	2x 10–15 s 20 s Pause										
	K₃	Hüftgelenk-strecken, einbeinig	K₇ᵦ 61	I W S	20–30 15–25 1–2	20–30 15–25 1–2	30 15–25 2	30 15–25 2–3	30 15–25 3	30 15–25 3	30–40 15–20 3–4	30–40 15–20 3–4	40 10–20 4	40 10–20 4
	D₃	Dehnen der Beckenmuskulatur	D₇ 61	2x 10–15 s 20 s Pause										
Hüfte – Rücken – Schulter	K₄	Hüftgelenk-strecken, beid-beinig (ohne Gewicht)	K₁₂ₑ, f 72	W S			Soviel wie möglich, jedoch maximal nur:							
					5 1–2	5 1–2	5–8 2	5–8 2–3	5–10 3	5–10 3	5–10 3	5–10 3	5–10 3–4	5–10 3–4
	D₄	Dehnen der Lendenwirbel-säule	D₁₂ₐ 71, 73	2x 10–15 s 20 s Pause										
	K₅	Latziehen vor Kopf	K₁₆ᵦ 76	I W S	20–30 10–15 1–2	20–30 10–15 1–2	30 10–15 2	30 10–15 2–3	30 10–15 3	30 10–15 3	30–40 10–20 3	30–40 10–20 3	30–40 10–20 3–4	30–40 10–20 3–4
	D₅	Dehnen der Schul-terrückseite	D₁₆₋₂₀ 70	2x 10–15 s 20 s Pause										
	K₆	Butterfly rückwärts	K₁₉ₐ 79	I W S	20–30 5–8 1–2	20–30 5–8 1–2	20–30 5–8 2	20–30 5–8 2	30 5–10 2–3	30 5–10 2–3	30 5–10 3	30 5–10 3	30–40 10 3	30–40 10 3
	D₆	Dehnen der Schul-terrückseite	D₁₆₋₂₀ 70	2x 10–15 s 20 s Pause										
Bauch – Brust	K₇	Oberkörperauf-richten, ein Knie zum Kinn (ohne Gewicht)	K₃₂ᵦ 92	W S	2–6 1–2	2–6 1–2	4–8 2	4–8 2	4–8 2–3	4–8 2–3	5–10 3	5–10 3	5–10 3	5–10 3
	D₇	keine, da Pobleme mit Lendenwirbel-säule												
	K₈	Bankdrücken im Liegen	K₃₈ 100	I W S	20–30 10–15 1–2	20–30 10–15 1–2	30 10–15 2	30 10–15 2–3	30 10–15 3	30 10–15 3	30–40 10–20 3	30–40 10–20 3	30–40 10–20 3–4	30–40 10–20 3–4
	D₈	Dehnen der Brust-muskeln	D₃₄₋₄₀ 101	2x 10–15 s 20 s Pause										
Arme	K₉	Ellenbogen-strecken	K₄₇ 109	I W S	20–30 5–8 1–2	20–30 5–8 1–2	20–30 5–8 2	20–30 5–8 2	30 5–10 2–3	30 5–10 2–3	30 5–10 3	30 5–10 3	30–40 10 3	30–40 10 3
	D₉	Dehnen des Trizeps	D₄₅₋₄₈ 110	2x 10–15 s 20 s Pause										

Anmerkung: Die aufgeführten Übungen sind Beispiele; sie können – je nach Gerätebestand – auch durch andere ähnliche Übungen ersetzt werden.

Tab. 20: **Grundprogramm zur Ergänzung für alle Sportarten**

Muskelbereich	Kraft- und Dehnungsübungen	Bild-Nr. Seiten-Nr.	Trainingsparameter	Trainingswochen									
				1.	2.	3.	4.	5.	6.	7.	8.	9.	10.
Beine – Hüfte	K_1 Kniegelenkbeugen	K_6 60	I (in %) W S	20–30 15–25 1–2	20–30 15–25 1–2	30 15–25 2	30 20–30 2	30 20–30 2–3	30–40 20–30 2–3	30–40 25–35 2–3	30–40 30–40 3	40 40 3–4	40 40 4
	D_1 Dehnen der Hamstrings	D_6 60	2x 10–15 s 20 s Pause										
	K_2 Kniegelenkstrecken	K_2 54	I W S	20–25 15–25 1–2	20–30 15–25 1–2	25–35 15–25 2	25–35 20–30 2	30–40 20–30 2–3	30–40 20–30 2–3	30–40 25–35 2–3	30–40 30–40 3	40 30–40 3–4	40 40 4
	D_2 Dehnen der Oberschenkelvorderseite	D_2 54	2x 10–15 s 20 s Pause										
Hüfte – Rücken – Schulter	K_3 Rumpfaufrichten (ohne Gewicht)	$K_{12a,\,b}$ 70	I W S	So oft wie möglich, jedoch maximal nur: 6 1–2	6–10 1–2	6–10 2	8–12 2	8–12 2	10 2–3	10 2–3	10–15 3	10–15 4	15 4
	D_3 Dehnen der langen Rückenstrecker	D_{12a} 71	2x 10–15 s 20 s Pause										
	K_4 Rumpfaufrichten seitwärts	K_{15} 74	I W S	2–4 1–2	2–4 1–2	3–5 1–2	3–5 2	4–6 2	4–6 2	5–8 2–3	5–8 2–3	8–10 2–3	8–10 3
	D_4 Dehnung der seitlichen Rumpfmuskulatur	D_{15} 75	2x 10–15 s 20 s Pause										
	K_5 Nackendrücken	K_{22a}	I W S	30 10 1–2	30 10 1–2	30–35 10 2	30–35 10–15 2	35 10–15 2	35 15–20 2–3	35–40 20 2–3	35–40 20 3	40 25 3	45 25–30 4
	D_5 Dehnen der Hals- und Schultermuskeln	$D_{23–27}$ 87	2x 10–15 s 20 s Pause										
Bauch – Brust	K_6 Sit-up (Klappmesserersatz)	K_{32c} 93	I W S	3–5 1–2	3–5 1–2	5–8 1–2	5–8 2	7–10 2	7–10 2–3	10 2–3	10 3	10–15 3	10–15 4
	D_6 Dehnen der Bauchmuskulatur	$D_{28–33}$ 95	2x 10–15 s 20 s Pause										
	K_7 Butterfly in Rückenlage mit Kurzhanteln	K_{37} 99	I W S	20–30 10 1–2	20–30 10 1–2	20–30 10 2	30 10–15 2	30 10–15 2	30 15–20 3	30 20 3–4	30–40 20–30 3–4	30–40 25–30 4	40 30 4
	D_7 Dehnen der Brustmuskeln	$D_{34–40}$ 101	2x 10–15 s 20 s Pause										

Zur Programmgestaltung für Hochleistungssportler und Bodybuilder

In Sportdisziplinen, bei denen die Kraft eine große Rolle spielt (z. B. Gewichtheben, Werfen/Stoßen, Kampfsport, Ski alpin u. a.) und bei denen Kraft nahezu alleinentscheidend ist bzw. bei denen Muskelmasse das Ziel ist (Power-Lifting und Bodybuilding), müssen die Muskelfähigkeiten über einen mehrjährigen Aufbau herausgebildet werden. *Periodisch* sind hierbei folgende Aufbauschritte möglich bzw. notwendig: Eine mehrjährige Basislegung – etwa vom 8./10. bis 16./18. Lebensjahr – entsprechend den Programmen wie sie (beispielhaft) auf den Seiten 114 und 115 dargelegt sind.

Nach etwa 4–8 Jahren (je nach Altersstufe und Leistungsfähigkeit) eines soliden allgemein-muskulären Aufbaus erfolgt die Anwendung spezifischer Maßnahmen und Programme zur Steigerung

- der Muskelhypertrophie,
- der intramuskulären Koordination und
- je nach Disziplin der Schnellkraft, der Kraftausdauer oder spezifischer Muskelprofile im Bodybuilding.

Auf den Seiten 22–37 haben wir die Trainingsmethoden für diese Muskelausbildungen aufgezeigt.

Programme für Hochleistungssportler verschiedener Disziplinen

In den Spezialisierungsphasen des Hochleistungstrainings werden die Trainingsarten der Maximal-, Schnell- und Ausdauerkraft meist in 3–12wöchigen Blöcken wechselseitig angewendet, z. B.
- 3–6 Wochen Hypertrophietraining,
- anschließend 2–4 Wochen IK-Training,
- anschließend 2–4 Wochen Schnellkrafttraining.

Hierbei kommt es in den Wochen des Hypertrophie- und IK-Trainings aufgrund der insgesamt hohen und z. T. einseitigen Belastungen (monogerichtetes Krafttraining) zu Leistungseinbußen bis ca. 10–15%. In der anschließenden Phase werden dann die Technik- und Schnellkraftverbesserungen in den Vordergrund gestellt, und die Maximalkraft nur noch im Sinne der Erhaltung 1–2mal pro Woche trainiert (vgl. Abb. 32). Ebenso werden allgemeine Muskeltrainingsmaßnahmen (allgemeines Kraft- und Dehnungstraining) zur Gesamtstabilisierung angewendet. Es kommt nun zu dem sog. *langzeitig verzögerten Trainingseffekt,* d. h., die Kraftwerte steigen allmählich im Einklang mit der Technikverbesserung an.

Die *Programme der Trainingseinheiten* beinhalten meistens nur 4–5 disziplinspezifische Übungen (z. B. für Sprinter, Springer: Fußgelenkstrecken, Kniegelenkbeugen, Hüftstrecken, Kniebeugen und Umsetzen), die monogerichtet mit submaximalen bis maximalen Intensitäten in 4–12 Trainingseinheiten pro Woche absolviert werden (vgl. Abb. 33; vgl. auch S. 45–47 und Abb. 20, S. 46).

Programme für Bodybuilder

Das Bodybuilding als eigenständige Hochleistungssportart erfordert zur optimalen Zielerreichung nahezu in jedem Training eine vollständige Muskelerschöpfung. Hierin unterscheidet sich Bodybuilding am stärksten von allen anderen Sportarten, bei denen das Muskeltraining nur eine Trainingsmaßnahme unter anderen zur Leistungssteigerung ist.

Gemeinsam ist den Methoden zur erhöhten Muskelfaserquerschnittsvergrößerung, daß in der Regel 8–10 Wiederholungen mit hoher bzw. 5–8 mit sehr hoher Intensität absolviert

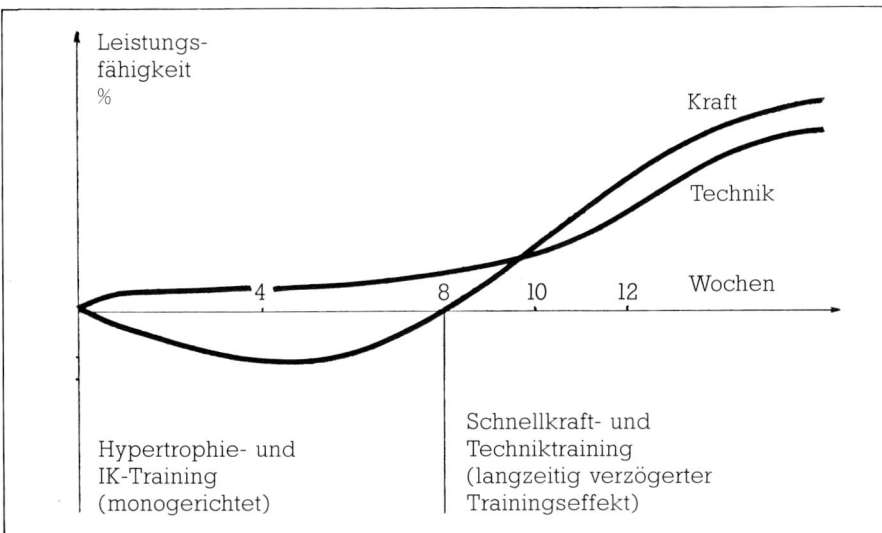

Abb. 32

Monogerichtetes
Krafttraining mit
anschließendem lang-
zeitig verzögerten
Trainingseffekt

In the figure:
- Leistungs-fähigkeit %
- Kraft
- Technik
- Wochen
- 4 8 10 12
- Hypertrophie- und IK-Training (monogerichtet)
- Schnellkraft- und Techniktraining (langzeitig verzögerter Trainingseffekt)

werden. Ein Muskel bzw. eine Muskelgruppe werden hierbei mit jeweils
3–6 Übungen (vgl. Tab. 21, S. 122–123;
es ist äußerst wichtig, den Muskel in
seiner ganzen Länge und Breite anzusprechen) und insgesamt 15–20 Sätzen
(in Extremfällen sogar bis zu 40 Sätzen)
trainiert. Die wichtigsten methodischen
Maßnahmen des »Erschöpfungstrai-
nings« im Bodybuilding sind:

Super-Serien (Super-Sets)

Hierbei werden 2–3 Sätze ohne Pause
und mit wechselnden Übungen (z. B.
Kniebeugen und Leg-Press) entweder
für dieselbe Muskelgruppe oder für
Agonist und Antagonist (z. B. Bizeps und
Trizeps) trainiert. Variation: 1. Satz bis
zur Erschöpfung (z. B. 6 Wiederholungen), Pause von 30 s, anschließend
2. Satz ebenfalls mit so vielen Wiederholungen wie möglich.
Pro Trainingseinheit werden 3–4 solche
Supersätze mit jeweils ca. 3minütigen
Pausen durchgeführt.

Erzwungene Wiederholungen (Forced-Reps)

Auf 5–6 konzentrische, gerade noch zu
schaffende Wiederholungen werden
weitere 2–3 mit Partnerhilfe absolviert.

Negative Wiederholungen (Negative-Reps)

Auf 5–6 konzentrische Wiederholungen
folgen noch 2–3 exzentrische, die
gerade noch bewältigt werden (eventuell auch hier mit Partnerhilfe).
Variation: Zusatzlast von ca. 10–20% bei
den exzentrischen Ausführungen.

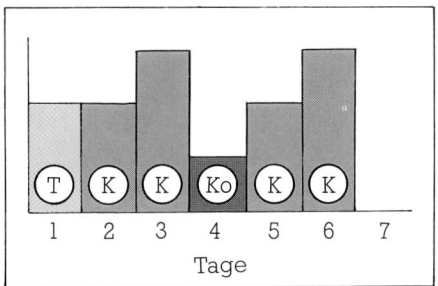

Abb. 33

Wochentrainingsein-
teilung
T = Technik;
K = Kraft;
Ko = Koordination/
Technik, Allgemeines

In the figure:
- (T) (K) (K) (Ko) (K) (K)
- 1 2 3 4 5 6 7
- Tage

Tab. 21: **Trainingsübungen für einzelne Muskeln**

Muskeln	Trainingsübungen						
Waden-muskeln	Fußgelenk-strecken stehend	Fußgelenk-strecken sitzend	Umsetzen				
Schienbein-muskel	Fußgelenk-beugen						
Quadrizeps	Kniegelenk-strecken	Kniebeugen	Leg-press	Hacken-schmidt-übung			
Hamstrings	Kniegelenk-beugen						
Glutaeus	Kniebeugen	Hüftstrecken	Umsetzen				
Lange Rücken-muskeln	Rumpfauf-richten mit Langhantel stehend	Hyperexten-sion	Hüftstrecken	Rücken-streckerma-schine	Rumpfseit-heben		
Gerade Bauch-muskeln	Situps in allen Varia-tionen	Beinheben im Liegen (unt. Teil)	Crunchbank (oberer Teil)	Bauch-maschine (mittl. Teil)			
Schräge Bauch-muskulatur	Drehsitups						
Brustmuskel	Bank-drücken normal (mittl. Teil)	Bank-drücken weit (mittl./äuß. Teil)	Bank-drücken eng (innerer Teil, Mitte)	Schräg-drücken normal (ob. Teil)	Schräg-bank-drücken eng (ob. Teil, innen)	Fliegende m. Kurzhan-teln liegend (äuß. Teil)	Fliegende schräg (äuß. Teil, oben)
	Schrägbank negativ (unt. Teil)	Kabelziehen in allen Variationen	Butterfly-maschinen (äuß. Teil, Mitte)				
Latissimus	Klimmzüge breit und eng	Lang- und Kurzhantel-rudern vorgebeugt	Latziehen an Zugma-schinen vertikal	Latziehen an Zugma-schinen horizontal	Pullover an Lat-maschinen u. Kurzhanteln		
Deltamuskel	Seitheben m. Kurz-hantel u. Maschine	Frontheben m. Kurz-hantel u. Maschine	Seitziehen an Kabel-maschine	Frontziehen an Kabel-maschine	Nacken-drücken mit Langhantel u. Maschine	Kurzhantel-drücken im Stehen	Kurzhantel-heben vorgebeugt
Trapezius	Langhantel-ziehen (-heben) im Stehen	Frontheben					
Bizeps	Kurzhantel-curl im Stehen	Curls an Schrägbank	Langhantel-curl im Sitzen	Bizeps-maschine (Scottbank)	Z-Stangen-curl	Schräg-bankkabel-curl	Langhantel-curl im Stehen

Muskeln	Trainingsübungen						
Trizeps	Ellenbogen-strecken mit Kurzhantel über Kopf	Kurzhantel-kickback	Ellenbogen-strecken mit Langhantel im Liegen	Trizeps-maschine	Trizeps-drücken an Zug-maschine vertikal	Trizeps-drücken an Zug-maschine horizontal	Dips an Holmen
Handbeuger	Handge-lenkbeugen mit Lang- o. Kurzhantel	»Hand-knochen«-pressen					
Hand-strecker	Handge-lenk-strecken mit Lang- o. Kurzhantel	Aufrollen					

Heavy-Duty-Program

Dies ist eine Kombination aus Forced- und Negative-Reps. Beispiel: 6 konzentrische Wiederholungen bis zur Erschöpfung, gleich anschließend 2 »unterstützende« konzentrische und dann noch 2–3 »unterstützende« exzentrische (mit oder ohne Partnerhilfe).

Wiederholungen nicht-maximal (Burns)

Auf 5–6 konzentrische erschöpfende Wiederholungen folgen 3–4 Ausführungen in Winkelstellungen, bei denen das Gewicht gerade noch bewegt werden kann (submaximaler Bereich), um von hier aus in Positionen zu gelangen, die keine Bewegung mehr zulassen.

Mogelnde Wiederholungen (Cheatings)

Nach 5–6 erschöpfenden Wiederholungen werden weitere 3–4 angeschlossen, bei denen andere Muskelgruppen mit eingeschaltet oder erleichternde Körperstellungen ausgenutzt werden.

Wiederholungen nach Vorermüdung (Pre-Exhaution-Principle)

Hierbei sind 2–3 Muskelgruppen in die Übungen eingeschlossen, wobei ein Muskel die Hauptarbeit leistet. Beispiel: Brustmuskel: zuerst Fliegende ohne Pause, anschließend Bankdrücken.

Neu: Muskelleistungstraining

Mit 30–50% des Maximalgewichts werden mit höchstmöglicher Bewegungsgeschwindigkeit 40 s lang (ein Satz) die Übungen ausgeführt. Hierbei werden vorwiegend die »weißen«, schnellzuckenden Muskelfasern angesprochen. Sechs Sätze mit jeweils 1–3 min Pause (vgl. S. 25, 30).

Erholungszeiten

Da die Methoden der maximalen Muskelausschöpfungen zur Anpassung und Wiederherstellung Erholungszeiten von 2–6 Tagen erfordern, wird hinsichtlich der *Verteilung der Belastungen*
● entweder nach den Split- oder Doppelsplitsystemen (vgl. Tab. 22)
● oder neuerdings nach dem Drei- bzw. Vierwegesplitsystem trainiert (d. h.

3 oder 4 Tage Training, 1 Tag Pause;
Beispiele vgl. Tab. 23).
Damit ist gewährleistet, daß täglich neue
Muskelgruppen bis zur Erschöpfung
trainiert werden, während andere
entsprechend regenerieren können.
Offensichtlich wird hierbei der sich
einstellende Superkompensationseffekt
günstig ausgenutzt.

Besonders wichtig:
• Variationen der Übungen sowie der
Satz- und Wiederholungszahlen in
jedem Training,

• eher kurze, jedoch intensive Trainingseinheiten.
Bezüglich der *Periodisierung* schlagen
wir einen 3phasigen Jahrestrainings-
aufbau von jeweils ca. 14 Wochen mit je
2–3wöchigen Regenerationspausen vor.
Die Belastungsverteilung innerhalb der
Phasen sollte so gestaltet sein, daß nach
jeweils 4–6 Wochen des verstärkten
Muskelquerschnitt-Trainings einige
Tage mit reinem IK-Training absolviert
werden.

Tab. 22: Wochentraining im Bodybuilding nach dem Doppelsplitsystem
(nach SCHWARZENEGGER)

	MO	MI	FR	SO
morgens	Brust (6 Übungen), Rücken (5)			(Ruhe)
abends	Oberschenkel (4), Waden (2), Taille/Bauch (3)			
	DI	DO	SA	
morgens	Schultern (3), Trizeps (5), Bizeps (3)			
abends	Unterarme (2), Waden (2), Taille/Bauch (3)			

Tab. 23: Training im Bodybuilding nach dem Drei- bzw. Vierwegesplitsystem

Tag	Dreiwegesplitsystem Muskelgruppen	Vierwegesplitsystem Muskelgruppen
1. Tag	Brust – Bizeps – Bauch	Brust – Bizeps – Bauch
2. Tag	Latissimus – Trizeps – Bauch	Latissimus – Trizeps – Bauch
3. Tag	Schulter – Beine (Oberschenkel, Wade) – Bauch	Beine (Oberschenkel, Wade) – Bauch
4. Tag	Pause	Schulter – Bauch
5. Tag	wie 1. Tag	Pause
6. Tag	wie 2. Tag usw.	wie 1. Tag usw.

Literatur

AFTING, E.-G.: Biochemie der Bewegung: Das Actomyosin-System. In: Biologie in unserer Zeit 11 (1981), 7–14.

BÜHRLE, M.: Maximalkraft, Schnellkraft, Reaktivkraft. In: Sportwissenschaft 19 (1989), 311–325.

EHLENZ/GROSSER/ZIMMERMANN: Krafttraining. BLV-Sportwissen 407. München 1987.

GROSSER/BRÜGGEMANN/ZINTL: Leistungssteuerung in Training und Wettkampf. BLV-Sportwissen 414. München 1986.

GROSSER/EHLENZ/ZIMMERMANN: Richtig Muskeltraining. BLV-Sportpraxis 234. München 1987 (a).

GROSSER/HERMANN/TUSKER/ZINTL: Die sportliche Bewegung. BLV-Sportwissen 415. München 1987 (b).

GROSSER/STARISCHKA/ZIMMERMANN: Konditionstraining. BLV-Sportwissen 401. München 1989.

HAMMERER, B.: Training und Adaptation im Alter. Diss. Dt. Sporthochschule Köln 1987.

HOLLMANN/HETTINGER: Sportmedizin. Stuttgart-New York 1980.

PACH, M.: Empirische Untersuchung zur Abgrenzung verschiedener Kraftausdauerfähigkeiten. Diss. Technische Universität München 1990.

PLATZER, W.: Bewegungsapparat. Stuttgart 1979.

SCHMIDTBLEICHER/GOLLHOFER: Einflußgrößen des reaktiven Bewegungsverhaltens und deren Bedeutung für die Sportpraxis. In: BÜHRLE, M. (Hrsg.): Grundlagen des Maximal- und Schnellkrafttrainings. Schorndorf 1985, 271–281.

SÖLVEBORN, S. A.: Das Buch vom Stretching. München 1983.

SPRING, H. et al.: Dehn- und Kräftigungsgymnastik – Stretching und dynamische Kräftigung. Stuttgart 1986.

STERNAD, D.: Richtig Stretching. BLV-Sportpraxis 247. München 1987.

TITTEL, K.: Beschreibende und funktionelle Anatomie des Menschen. Stuttgart 1981, 9. Aufl.

WERCHOSCHANSKI, J. W.: Effektiv trainieren. Berlin 1988.

Register

BLV Sportbücher speziell für Sie ausgewählt

BLV Sportpraxis 234

Manfred Grosser/Hans Ehlenz/
Elke Zimmermann

Richtig Muskeltraining

Trainingstheorie, -methodik und -ausrüstung;
Trainingsprogramme für Gesundheit, Figur,
Freizeit- und Leistungssport; Prinzipien des
Bodybuilding.

*4. Auflage, 127 Seiten, 201 Fotos,
18 Zeichnungen*

BLV Sportwissen 401

Manfred Grosser/Stephan Starischka/
Elke Zimmermann

Konditionstraining

Theorie und Praxis aller Sportarten:
allgemeine Prinzipien, Krafttraining,
Schnelligkeitstraining, Ausdauer- und
Gelenkigkeitstraining, Fachliteratur.

*5. Auflage, 167 Seiten, 111 Fotos,
35 Zeichnungen, 21 Tabellen*

BLV Sportwissen 407

Hans Ehlenz/Manfred Grosser/
Elke Zimmermann

Krafttraining

Alle wissenschaftlichen Grundlagen,
Trainingsmethoden, Übungen und Trainings-
programme für die verschiedenen
Sportarten.

*3. Auflage, 168 Seiten, 130 Fotos,
48 Zeichnungen, 21 Tabellen*

Michael Preibsch/Helmut Reichardt

Schongymnastik

Gezielte, schonende Gymnastik für Kraft,
Beweglichkeit, körperliches Wohlbefinden
und Leistungsfähigkeit; zehn Übungs-
programme.

2. Auflage, 102 Seiten, 207 Fotos

BLV Sportwissen 415

Manfred Grosser/Heike Hermann/
Ferdinand Tusker/Fritz Zintl

Die sportliche Bewegung

Strukturelle, biomechanische, funktionell-
anatomische, physiologische und ganzheitliche
Betrachtungsweise sportlicher Bewegung;
Bewegungstechniken, Konditionsübungen.

*190 Seiten, 1 Foto, 3 Bildserien,
112 Zeichnungen*

BLV Sportpraxis 247

Dagmar Sternad

Richtig Stretching

Sportmedizinische und trainingswissenschaft-
liche Grundlagen, Trainingsgestaltung,
90 Grundübungen mit Variationen und
speziellen Trainingsprogrammen.

*3. Auflage, 127 Seiten, 64 Farbfotos,
135 s/w-Fotos, 9 Zeichnungen*

Dagmar Sternad/Klaus Bozdech

Spaß mit Stretching

Leicht und überall anwendbares Übungs-
programm für alle Leistungsstufen:
Einsteiger, Anspruchsvolle und Könner;
Ziele des Stretching; Extra-Programme zum
Aufwachen, Ausarbeiten, Auslaufen und
Auftanken.

95 Seiten, 66 Farbfotos, 1 Zeichnung

BLV Sportwissen 416

Fritz Zintl

Ausdauertraining

Grundlagen, Methoden, Trainingssteuerung
sowie alle theoretischen und praktischen
Aspekte des Ausdauertrainings für Trainer,
Sportlehrer, Gesundheits- und Leistungssportler.

2. Auflage, 207 Seiten, 70 Zeichnungen

BLV Verlagsgesellschaft München